Gノート別冊

教科書には載っていない、小児外来のコツ・保護者への伝え方

小児科医宮本先生、ちょっと教えてください！

編著
宮本雄策
（川崎市立多摩病院 小児科）

企画・編集協力
大橋博樹
（多摩ファミリークリニック）

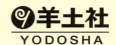

謹告

　本書に記載されている診断法・治療法に関しては，発行時点における最新の情報に基づき，正確を期するよう，著者ならびに出版社はそれぞれ最善の努力を払っております．しかし，医学，医療の進歩により，記載された内容が正確かつ完全ではなくなる場合もございます．

　したがって，実際の診断法・治療法で，熟知していない，あるいは汎用されていない新薬をはじめとする医薬品の使用，検査の実施および判読にあたっては，まず医薬品添付文書や機器および試薬の説明書で確認され，また診療技術に関しては十分考慮されたうえで，常に細心の注意を払われるようお願いいたします．

　本書記載の診断法・治療法・医薬品・検査法・疾患への適応などが，その後の医学研究ならびに医療の進歩により本書発行後に変更された場合，その診断法・治療法・医薬品・検査法・疾患への適応などによる不測の事故に対して，著者ならびに出版社はその責を負いかねますのでご了承ください．

●はじめに

　私がはじめて「総合診療（内）科」（以下，総診）にかかわったのは，今から20年近く前の研修医時代になります．臨床研修がまだ必修化されていなかった当時，卒業後母校である聖マリアンナ医科大学の小児科に入局した私は，内科ローテーション研修に，できたばかりの総診を選択したのです．深い理由はなく，学生時代にお世話になった剣道部顧問の亀谷 学 先生（現：日本プライマリ・ケア連合学会監事）が，大学病院総診の初代部長に就任されていたため，「まあ，亀さんの下なら悪いようにはされないかな…」程度の考えであったように記憶しています．当時の同病院総診には生坂政臣 主任医長（現：千葉大学教授）がおられ，その外来診療を見学させていただき，不定愁訴や認知症と考えられていた患者さんの診断が次々と確定していく様子を見て，「総診（生坂先生は家庭医と名乗っておられましたが）というのは凄いところだな…」と強く印象に残ったものです．

　私はその後大学院へ進み，大学院修了後は国立精神・神経センター武蔵病院小児神経科で研修を受けました．そして，（現勤務地でもある）新設の川崎市立多摩病院へ赴任することになります．偶然にも初代院長は亀谷 学 先生でした．亀谷院長は「小児救急診療は小児科と総診が協力して行う！」という方針を掲げられていました．しかし，この方針については小児科内でも反対の声が強かったのが実際のところです．私は"総診医＝生坂先生"のイメージでしたから，「大丈夫ですよ．きっとわれわれより評判よいと思いますよ！」などと周囲に話していました．そのときに総診より小児救急診療のお手伝いをしていただいたのが，大橋博樹 先生・喜瀬守人 先生・麦谷 歩 先生の3名です．彼らは，私の予想が間違っていないことを短期間で証明してくれました．

　その後も多摩病院において小児科と総診の協力関係は形を変えながらも継続し，小児科で多くの総診医を指導しながら，小児科医も総診医から多くのものを

学ぶことができたと思っています.

　総診の医師は真面目な人が多く，とても真摯に患者さんと向き合っている印象です．一方で真面目ゆえに，こどもの診療に際して保護者への説明も生真面目過ぎる印象を従来からもっていました．「もう少し間合いの取り方が上手くなると，もっともっとよい外来診療になるのに！」という気持ちです.

　そうこうしているうちに，公私ともに親しくしていただいている大橋博樹 先生から総診医向けの講演や講義などの依頼をいただくようになり，それがきっかけで「Gノート」誌上で連載をもたせていただくようになりました．本書はその連載に加筆修正を行い単行本化したものです.

　私の小児科医歴のなかで，「上手く説明できなかった…」「質問に適切な回答ができなかった…」と感じていた事柄について，「このように説明すると理解してもらえるみたいだな！」と気づいてきた項目についてまとめています．休憩時間に気軽に読めるよう会話形式としました．こどもの診療に携わる総診の先生だけでなく，外来診療に不慣れな小児科医にもきっと役立つと思っています．ぜひ気楽に読み進めてください.

　本書の発行には本当に多くの方にご協力いただきました．連載企画から編集までご協力いただいた大橋博樹 先生，討論時にさまざまな意見をいただいた小島隆浩 先生・町野亜古 先生・太田 浩 先生，編集部の森 悠美さまをはじめとする羊土社の皆さま，そのほか本書にかかわってくださった多くの方に心より御礼を申し上げます.

2018年5月

川崎市立多摩病院 小児科

宮本雄策

●企画にあたって

　都市部で総合診療医のクリニックを開業して，8年が経過しました．周囲には小児科のクリニックが数多くあり，当初はこどもの患者さんが来るのか不安でしたが，蓋を開けてみると，外来患者さんの半分はお子さんでした．それだけ，家族みんなの主治医である総合診療医・家庭医のニーズは高いということを心から実感しました．

　十分な研修を受けて，小児科診療に自信がもてたとしても，診療ガイドラインや教科書だけの情報では保護者の信頼は得られません．その地域の事情に合った診療や紹介のタイミングなどがあるのです．例えば，本文でも述べられているように，熱性けいれんに対するジアゼパム坐薬の予防的使用についても，救急外来へのアクセスが良好な都市部と地方では，自ずと適応範囲が異なることでしょう．そのような事情を踏まえた，その地域の「お作法」というのもガイドラインと同様に重要です．

　本書で総合診療医の私が伝えたかったこと，それは「専門医との顔の見える協力が，総合診療医の力を高める」ということです．種明かしをすると，本書のディスカッションには私が宮本先生に実際の診療で相談している内容が少なからず盛り込まれています．地域で頼れる専門医との協力で私の小児科診療も日々少しずつレベルアップしています．皆さんの周りにも「教えて○○先生！」がいるはずです．ぜひ，話しかけて，相談してみてください．

　本書によって，各地域で総合診療医と小児科医が協力し，地域の小児科診療全体のレベルアップのきっかけになれば幸いです．

2018年5月

多摩ファミリークリニック

大橋博樹

Gノート別冊

小児科医宮本先生、
ちょっと教えてください！

**教科書には載っていない、
小児外来のコツ・保護者への伝え方**

目　次

- ● はじめに ……………………………………………………… 宮本雄策
- ● 企画にあたって ……………………………………………… 大橋博樹
- ● プロローグ ………………………………………………………… 8

第1章　外来でよく出会う疾患・症状に強くなろう！

- ❶ 熱性けいれんにジアゼパム坐薬，どうすべき？ ……………………… 12
- ❷ こどものてんかん 〜基本を学べば怖くない〜 …………………………… 24
- ❸ 「食物アレルギーが心配です…」どう対応する？ ……… 36
- ❹ これって，アトピー性皮膚炎？ 〜湿疹をくり返す．適切な対応は？〜 … 48
- ❺ 「この子は，喘息ですか？」〜どう答える？ どう診ていく？〜 ……… 60
- ❻ 急性胃腸炎，保護者への指導はどうする？
  〜水分摂取のタイミングは？ 食事再開はいつから・何を？〜 ……… 74
- ❼ 持続する発熱 〜検査する？ どう説明する？〜 ……………………… 80
- ❽ 「風邪薬を飲んでくれません…」
  〜内服の工夫は？ そもそも対症療法は必要？〜 …………………… 84
- ❾ 便秘の外来フォロー
  〜浣腸しても治らない!? 浣腸を嫌がる!? そんなときは…〜 ……… 94
- ❿ 夜尿症，治療はどうすべき？ 〜大人になれば治る？〜 ……… 103

第2章　こどものさまざまな問題に応えよう！

❶ 乳幼児の発達の遅れ 〜紹介する？ 様子見る？〜 ……………………… 108

❷ 体重が増えにくい 〜ミルクを足すべき？ 母乳育児を希望していたら？〜 ……… 120

❸ 発達障害を疑うこどもに，どう対応する？ ………………………… 133

❹ 予防接種を拒否する保護者．どう説明する？ ……………………… 146

❺ 園医・校医を頼まれたら ……………………………………………… 149

❻ 不登校の子を診るのは苦手です…．対応のコツは？ ……………… 162

❼ 育児相談にのろう！ …………………………………………………… 175

特別編

● "家庭医が小児を診る"ということ 〜小児科医が診ることとの違い〜 …… 181

● **エピローグ** ……………………………………………………………… 190

● **あとがき** ………………………………………………………………… 192

● **索引** ……………………………………………………………………… 194

Column

・エビデンスの先にあるもの ………………………………………………… 79
・こどもの症候性てんかん …………………………………………………… 119
・「こどもを叱ってはいけない」は正しい？ 〜しつけの指導〜 ………… 145
・「もしかして虐待かも」と思ったら ……………………………………… 160
・小児科医と良好な関係を保つコツ ………………………………………… 179

プロローグ

　ここはＳ医科大学付属Ｔ病院．外来の奥にはもともとはカンファレンスを行うための部屋であった休憩室があります．外来を終えた医師たちの束の間の休息の場です．

　宮本先生が午後の外来を終えて休憩室に入ると，そこには先客がいました．

羊田　おっ，めずらしいね．宮本が僕よりも遅く外来を終えるなんて．

宮本　年度が替わってしばらくの間は，環境が変わった発達障害のこどもたちの調子が悪いし，不登校も増えるからな．羊田のクリニックはどうだ？ 小児の患者さんは多いのか？

羊田　そうだね，新年度は大人もこどもも受診が増えるね．こどもは特に保育園に通いはじめた子の熱が多いね．

宮本　研修していたメイ子がいなくなってクリニックも忙しいだろう？ それでも，羊田がＴ病院の外来には引き続き週１回来てくれてありがたいよ．

羊田　確かにね．半年間の研修だったけれど，メイ子ちゃんは年齢を問わず患者さんに人気があったからね．寂しがっている患者さんが結構いるよ．

宮本　へえ…．メイ子は患者さん受けがよいのか．信じられんな…．Ｆ市の実家に戻って開業したらしいけれど，本当に大丈夫なのか？

羊田　メイ子ちゃんは宮本が思っているよりしっかりしているよ．宮本の方が彼女との付き合いは長いだろう？ 大学の剣道部時代から監督として，かなりメイ子ちゃんの面倒を見ていたじゃないか．研修医時代はＴ病院の小児科で研修も行っていただろう？

宮本　剣道は自主的に教わりに来たし，剣道部の学生のなかでは監督に懐いていたほうだろうな．

羊田　あれっ，メイ子ちゃんはそう言っていなかったよ．「宮本先生は私のことが大好きですからっ！」って言っていたけど．

宮本　本当にあいつは調子に乗るやつだなあ…．

羊田　そういえば，今日はＴ病院で…．

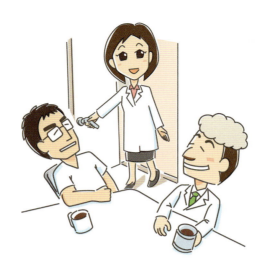

メイ子　こんにちは….宮本先生がここにいらっしゃると聞いて来たのですが….

宮本　おおっ，メイ子！

メイ子　あっ！宮本先生お久しぶりです！羊田先生もこんにちは．ご無沙汰しています！

羊田　F市に開業したクリニックはどう？

メイ子　実家は落ち着きますね．おかげさまで，少しずつ患者さんも増えている状況です．

羊田　メイ子ちゃんなら大丈夫だよ！

メイ子　ありがとうございます．

宮本　メイ子…，なぜT病院にいる？

メイ子　T病院で毎月行われる症例検討会に誘っていただいて．勉強の場は必要だと思っていましたし，ここには困った症例を相談できる先輩たちもいますから！

羊田　小児の患者さんについて困ったことがあるから宮本に相談したい！と連絡をもらってね．僕がT病院で外来を担当している曜日は，夕方必ず休憩室にいるとメールで教えてあげたんだよ．

メイ子　宮本先生，よろしくお願いします！

宮本　剣道はいつでも教えてやるが，本業では授業料を取りたいところだな．

メイ子　そんなこと言って，私の顔が見られて嬉しいくせに！ 私の笑顔が授業料です．ほら，もっと近くで見ていいですよ．お釣りはいりませんから！

宮本　…わかりました．ちゃんと教えるよ．どんな症例だ？

メイ子　今日はもう電車の時間なので帰らないと．また来月お願いします．

宮本　なんだ，もう帰るのか…．わかった，また来月な！

羊田　気をつけて帰ってね．

メイ子　はーい！ 先生方もお元気で！

という訳で，月に1回この休憩室で小児科診療についてのディスカッションが行われることになりました．

親しい3人の会話ですから，和気あいあいとした議論が繰り広げられるはずです．気楽に読み進めてください．

登場人物

宮本先生
S医科大学付属T病院（神奈川県K市）小児科部長．卒後20年．小児科・小児神経・てんかん専門医．S医科大学剣道部監督．

羊田先生
T病院近くのファミリークリニック院長（開院後10年）．宮本先生と大学の同級生．家庭医療専門医．T病院で週に1回外来を担当．

メイ子先生
卒後7年．家庭医療専門医．今年から静岡県F市の実家でファミリークリニックを開業．S医科大学剣道部出身．羊田先生のクリニックで研修経験あり．月に1回T病院での症例検討会に参加．

ヤギ岡先生
S医科大学付属T病院小児科医長（アレルギー外来担当）．卒後15年．小児科専門医．メイ子先生の小児科研修中は担当指導医．外来休憩室の常連で羊田先生とも親しい．

第1章

外来でよく出会う
疾患・症状に強くなろう！

第1章 外来でよく出会う疾患・症状に強くなろう！

1 熱性けいれんにジアゼパム坐薬，どうすべき？

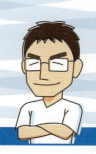

　T病院外来奥の休憩室．外来終了後の宮本先生と羊田先生が雑談しているところに症例検討会終了後のメイ子先生が登場．

メイ子　宮本先生，こんにちは！ちょっと聞いてくださいよ！

宮本　なんだよ，いきなりだな．

メイ子　今日中にF市に帰るので急いでいるんです！宮本先生，ジアゼパム坐薬（ダイアップ®：以下®は省略）ってどう使ってますか？この間，悔しいことがあって！私のクリニックで受診待ちをしていた子がけいれんを起こしたんです！熱性けいれんだと思ったんで，診察後その説明をした後帰宅してもらったんですが，後日近所の小児科医を受診したときに「どうしてダイアップを使ってもらわなかったの？やっぱりこどもは小児科医に診せた方がいいよ！」って言われたみたいで．

羊田　メイ子ちゃん落ち着いて．状況がよくわからないから順序立てて説明してくれるかな？

宮本　そうだな．とりあえずそこのホワイトボードに症例の概要を書いてくれるか？

メイ子　はい！こんな感じです．

症　例：2歳0カ月　男児

主　訴：発熱・けいれん

胎生・周生期：特記事項なし

発育・発達歴：正常範囲．現在，靴を履いて小走りに移動．
　　二語文を話す

既往歴：1歳6カ月時に熱性けいれんあり（1分程度の全身性けいれん）

家族歴：けいれん性疾患の家族歴なし

現病歴：受診前日の夕方より，咳嗽と鼻汁が出現．少し体熱感があっ
　　たが体温は測定しなかった．受診当日の朝に39℃の発熱を認め，
　　メイ子先生のクリニックを受診．待合室で1分程度の全身性強直
　　けいれんを発症．けいれん終了後は1分程度ぼんやりとしていた
　　が，その後啼泣を認め，独歩および会話が可能な状態となった．

羊田　ありがとう．よくわかった！ うちのクリニックでもしばしば経験する状況だね．

宮本　つまり生来健康で発育・発達も正常な2歳児に起きた2回目の熱性けいれんだな．それで，何が問題なんだ？

メイ子　その日は熱性けいれんについて一般的な説明をして，解熱薬と咳止めを処方して帰宅してもらいました．ところがその子は翌日も熱が下がらなかったので，近くの小児科を受診したようなんです．そしたら，その小児科の先生に「① なんでけいれんが止まった後にダイアップを使ってもらわなかった？ ② 2回目の熱性けいれんなのに，なぜダイアップ二回法の指導をされなかった？」と言われたってお母さんから私のクリニックに苦情の電話が入ったんです．「やっぱりこどもをみせるなら小児科医がいいよ！」とまで言われたから「次からそうします！」だって．私，悔しくて．どうすればよかったんですか？

1 ダイアップを使う？ 使わない？

宮本　熱性けいれんについては何て説明したんだ？

メイ子　説明した内容は**表1**の通りです．そのほかにも，「こどものときだけ起きる病気で大人になってもけいれんが起きることはありません．後遺症や障害を残すことも原則はありません」ともお話しました．間違ってないですよね！

羊田　**表1**の内容は熱性けいれんの定義だし，話の内容も普通だと思うよ．

宮本　熱性けいれんの予防法として，ダイアップ二回法があるのは知っているよな？ 今回はどうして指導しなかった？

メイ子　複雑型熱性けいれんではなかったので，予防する必要がないと思いました．私の学生実習の記憶が正しければ，宮本先生も使ってないですよね！

宮本　まあ，全く使わないわけでもないんだが…．

メイ子　えーっ！ 専門家がそんなことでは困ります！ 私が宮本先生の外来見学をしたときに，「ダイアップは好きじゃないから最近使ってないんだよ」って宮本先生が説明していた記憶まであbr> ますよ！ ちゃんと納得できる説明をしてください！

宮本　保護者を納得させるのが俺の仕事で，メイ子が納得しようがしまいが…．

羊田　まあ，せっかくだから少し説明してあげたら？ 確かに小児科医によっても対応がまちまちで，僕も興味があるところだし．

宮本　じゃあ簡単に解説するぞ．具体的なことは診療ガイドライン[1]に書いてあるから後で見返してくれ．

表1　熱性けいれんについての説明（定義）

- 主に生後6〜60カ月の乳幼時期に起こる，通常は38℃以上の発熱に伴う発作性疾患
- 中枢神経感染症，代謝異常などの明らかなけいれんの原因によるものや，てんかんの既往のあるものは除く

（文献1を参考に作成）

2 「SOSけいれん」と「機会性けいれん」を見極めよ!

宮本 今回のメイ子の対応自体には,特段間違いはないと思う.それなのに「次から小児科医に行きます!」ってことは,意図がうまく伝えられてないと考えるべきだな.

メイ子 悔しいですがそうなんでしょうね.

宮本 そもそもメイ子が説明したように,「こどものときだけ起きて大人になると自然に軽快する.後遺症や障害も起こさない」病気なのだから,**予防することのメリットとリスクをきっちり考えることが重要なんだよ.**

メイ子 予防することのリスクって何ですか?

宮本 そこの掘り下げが甘いと保護者を説得できないぜ.まず小児のけいれんの原因となる病態をあげるぞ! この図は授業で何度も書いたよな?

メイ子 見たことあります.

宮本 大人であれこどもであれ,脳や全身が危機的な状況に陥ると人間の脳はけいれんするんだよ.脳出血や脳梗塞などの器質病変,急性脳炎・脳症や髄膜炎などの感染症,低ナトリウム血症や低カルシウム血症などの電解質異常,低血糖,低酸素血症,ある種の薬物や毒物もけいれんの原因になる.これを「SOSけいれん」って説明したよな?

羊田 「SOSけいれん」?

SOSけいれん
- 以下の原因によって起こる
  - 器質病変
    (脳出血,脳梗塞,脳腫瘍)
  - 感染症
    (急性脳炎・脳症,髄膜炎)
  - 代謝
    (電解質異常,低血糖,低酸素血症)
  - 薬物/毒物
  - など

鑑別が大切!

(良性の)機会性けいれん
- 健康な脳に起きる
- 年齢が上がるにつれ起きにくくなる
- 以下の原因によって起こる
  - 発熱
  - 胃腸炎
  - 入浴
  - 激しい啼泣
    (泣き入りひきつけ)
  - など

てんかん
① **素因性てんかん**
- 健康な脳に起こり,年齢が上がるにつれ起きにくくなる
- 発作予後・発達予後とも良好で,後遺症なく成人になる
- 合併症は(通常)起こらない

② **症候性てんかん**
- 病気や傷ついた脳に起こり,一般的には難治である
- 成人期にも発作をもつ確率が高い
- 合併症や後遺症を残す人も多く,発作予後・発達予後とも(個人差はあるが)不良のことが多い

図 SOSけいれん,機会性けいれん,てんかん

宮本 ああ，それは俺の造語だ．講義などで説明に使っている．

羊田 なるほど．確かにわかりやすいけどね．

宮本 例えば，今ここでメイ子がけいれんを起こせば，「SOSけいれん」を疑って，俺たちはメイ子を救急センターに連れて行き，血液検査・尿検査・頭部画像検査・髄液検査・薬物スクリーニングなどあらゆる検査をしなくちゃならない．

メイ子 お手柔らかに…．

宮本 「SOSけいれん」は，すみやかにけいれんの原因疾患を治療しないと生命にかかわる病態であることが多い．だから，検査に手加減は無用だな．一方で，メイ子は熱とけいれんを主訴に受診した小児に対して，いろいろ検査しているかい？

メイ子 いえ．ほとんどしていませんが…．

宮本 それは小児では，圧倒的に（良性の）機会性けいれんの頻度が高いからなんだよ．

メイ子 「機会性けいれん」ってあまり聞き慣れない言葉ですよね．

宮本 てんかん学用語事典[2]では「状況関連性発作」[※]とされているが，「機会性けいれん」と呼ぶことが多いと思う．俺は，そこから「明らかな障害」によるけいれんを除いたものを「（良性の）機会性けいれん」として考えている．実際の臨床現場では「機会性けいれん」と言えば，「SOSけいれん」を除いた良性の病態をさすことが一般的だからな．そして圧倒的に頻度が高いのが，熱という誘引によって誘発される熱性けいれんなんだよ．

メイ子 つまり，「状況関連性発作」を「SOSけいれん」＋「（良性の）機会性けいれん」に分けたんですね．

宮本 そうだな．**臨床の現場で最も大事なのは「SOSけいれん」と「（良性の）機会性けいれん」との鑑別**で，熱とけいれんを主訴に来院した児については，「SOSけいれん」としての急性脳炎・脳症なのか？それとも「（良性の）機会性けいれん」としての熱性けいれんなのか？の見極めが一番大事なんだ．だか

[※] 状況関連性発作は「脳機能を障害あるいは変化させ，発作の誘因となる要素がある状況においてのみ誘発される発作」と定義される[2]．つまり，特定の誘因または明らかな原因によって誘発されるけいれんであり，てんかん以外の発作をさす．著者はこれを「（広義の）機会性けいれん」として説明しており，「SOSけいれん」のような明らかな障害による発作を除いたものを「（良性の）機会性けいれん」としている．

らこの図のように意識的に分けて考えた方が理解しやすいと思う．

メイ子　なるほど．宮本先生の分類ですね！

▶ **けいれんを起こしたこどもを診るときのポイント**
- 「SOSけいれん」と「（良性の）機会性けいれん」の鑑別が重要．
- 「SOSけいれん」ではすみやかに原因疾患の治療を行う必要がある．

3　けいれん後，「元の状態」に戻ったことを要確認！

羊田　実際に専門医はどんな点に注意して鑑別を行っているの？

宮本　① けいれんが短時間であるか？ ② けいれんをくり返していないか？ ③ **けいれん後に神経学上の異常所見がないか？** に注目しているね．実際には5分以内に発作が消失して，比較的すみやかに「元の状態に戻る」ことを確認できれば，検査は行わず病気の説明だけして帰宅させている．

メイ子　「元の状態」とはどういうことですか？

宮本　すでに歩ける子ならけいれん後歩ける状態に戻っているか，すでに話せる子なら話せる状態に戻っているかだな．あとは覚醒度と麻痺の有無のチェックなども行う．でも，保護者に「**いつものお子さんの状態と変わりませんか？**」**と聞く**のが一番確実で早いかもな．

メイ子　保護者が「いつもと違います！」と言ったら？

宮本　その場合には「SOSけいれん」に準じた検査を行いながら，しっかりと経過観察する．けいれん後に一過性のもうろう状態になることや，ひどく興奮することもめずらしくないが，「**けいれん後の興奮はしばらくすると落ち着くので，自宅で様子を見てください**」という対応は絶対に避けるべきだな．「SOSけいれん」の場合には，意識障害が遷延したり，再度けいれんを起こしたりすることが多い．医者の診察時にはけいれんはすでに止まっていることがほとんどだし，けいれんの原因も圧倒的に熱性けいれんが多いから，つい「どうせ熱性けいれんだろ…」と考えてしまいがちだが，元の状態に戻るまでは要注意なんだよ．一方で，全く異常所見を残さず，けいれんの反復もなければ，ごく一部の例外を除いて「SOSけいれん」は否定してもよいと思う．

メイ子　では宮本先生！ そろそろダイアップの話を．

4 「予防するリスク」があることを心得よ！保護者にも説明を！

宮本 ダイアップを投与するか考える場合，まず熱性けいれんを予防すべきかどうかが重要だと思う．単純型熱性けいれんを発症した児については，その後の認知機能や学習能力などの知的能力についても，てんかんの発症リスクについても健常児と差がないことが知られている．また，単純型熱性けいれん時の死亡症例などの報告もないので，予防することが医学的に利益となる根拠はない．

メイ子 単純型と複雑型の区別についてもう一度説明をお願いします．

宮本 表2を見てほしい．ここにあげた項目を1つでも満たせば複雑型熱性けいれんに分類される．複雑型はもともとは「後のてんかん発症に関連する熱性けいれん」という意味なんだ．

メイ子 複雑型熱性けいれんをくり返すとてんかんになる…，ということは予防した方がよいってことですね！

宮本 この辺は誤解されやすいところなんだが，「複雑型熱性けいれんをくり返した結果として，てんかんを発症する」のではなく**将来的にてんかんを発症する児が複雑型熱性けいれんの病態で発症することが多い**ということなんだ．表3の特徴をもつ児は，その後のてんかん発症率が高いことが知られている．しかし，熱性けいれんの回数とてんかんの発症率には関連がない[3]．つまり熱性

表2　複雑性熱性けいれんの定義

熱性けいれんのうち，以下の3項目の1つ以上をもつものを複雑型熱性けいれんと定義し，これらのいずれにも該当しないものを単純型熱性けいれんとする．
1）焦点性発作（部分発作）の要素
2）15分以上持続する発作
3）一発熱機会内の，通常は24時間以内に複数回反復する発作

（文献1より引用）

表3　てんかん発症関連因子

① 複雑型熱性けいれん

② 熱性けいれん発症前の神経学的異常（精神遅滞など）

③ 両親，同胞におけるてんかんの家族歴

④ 短時間の発熱−発作間隔（1時間以内）

けいれんを予防しても，てんかんの発症は防げないと考えられているのさ．

メイ子 ということは複雑型熱性けいれんも予防すべきという明確な根拠はなさそうですね．

羊田 しかしね．予防できるものならしてあげたい気もするな．先日クリニックに親子で来たケースはね，受診理由はこどもの発熱とけいれんだったんだけれど，お母さんが頭部打撲で出血してたんだ．こどものけいれんの際に驚いて，壁の金具に額をぶつけたらしい．そういう目に見えない危険もあるんじゃないかな？

メイ子 急いで連れてくる途中には交通事故の危険などもありそうですね．

羊田 それ以外にも，保護者が強いショックを受けて育児不安になってしまったり，熱を極度に恐れてこどもの活動を制限したり，1日に何十回も体温を測ったり…．

宮本 そうだな．さらに言えば，長時間のけいれんを起こして後遺症を残した児のなかには，SOSけいれんだったのか熱性けいれん重積だったのか厳密には区別できない児もいる．だから，けいれん自体の危険性も厳密に言えばゼロではないと考えるべきなんだろう．そう考えると，予防にはある程度のメリットがあると考えるべきだろうな．診療ガイドライン[1]ではジアゼパム投与について**表4**の基準を示している．

メイ子 でも宮本先生は予防していないって…．

宮本 俺は予防するリスクを高く見積もっているんだよ．

メイ子 予防するリスクって，具体的にはどんなものがありますか？

宮本 ダイアップは一般的に熱性けいれん予防に用いられているが，**児によっては強い眠気が出たり，ふらついたり，ひどく興奮したりするなどの副作用が目立つことがある**．

羊田 かなり個人差があるよね．

宮本 そう．ダイアップのけいれん予防効果は当然100％ではないから，こういう副作用が目立つ状態の児がけいれんを起こすと…．

メイ子 けいれんが止まった後にも，もうろうとして，ふらついて，場合によっては興奮している．

宮本 これを俺たちは，「ダイアップのせい！」と決めつけることができないから，

表4 熱性けいれんにおけるジアゼパム投与の適応基準

1. 熱性けいれんの再発予防の有効性は高い．しかし副反応も存在し，ルーチンに使用する必要はない　グレードC

2. 以下の適応基準1）または2）を満たす場合に使用する　グレードB

   適応基準

   1）遷延性発作（持続時間15分以上）

   2）次のi〜viのうち2つ以上を満たした熱性けいれんが2回以上反復した場合

   　　i. 焦点性発作（部分発作）または24時間以内に反復する

   　　ii. 熱性けいれん出現前より存在する神経学的異常，発達遅滞

   　　iii. 熱性けいれんまたはてんかんの家族歴

   　　iv. 12カ月未満

   　　v. 発熱後1時間未満での発作

   　　vi. 38℃未満での発作

推奨グレード　A：行うよう強く勧められる，B：行うよう勧められる，C：行うよう勧めるだけの根拠が明確でない，D：行わないよう勧められる．
（文献1より引用）

当然「SOSけいれん」（この場合には急性脳炎・脳症）を疑って精査する必要がある．頭部CTや腰椎穿刺も含まれるから，この侵襲は決して小さくない．

メイ子　なるほど．それが「予防するリスク」なんですね．

宮本　逆の場合はもっと重大だな．「SOSけいれん」で受診した児が，意識障害の遷延を認めた際に，「ダイアップのせい！」と判断されて対応が遅れたとしたら？

メイ子　「SOSけいれん」ですから予後に影響しますね．

宮本　ダイアップ自体は重篤な副作用を起こしにくい薬だと思う．ただ，今まで説明した理由で，決して「副作用が少なく安全に使用できる薬」とは言い切れない．実際に救急診療を担当したときにも，ダイアップを使用した児の診察の方が難しい．だから俺自身はダイアップをあまり使わないようにしている．

メイ子　私が怒られたような，けいれんが止まった後の児に対しても使用していませんか？

宮本　こちらも同様の理由で使っていない．

5 ダイアップは状況に応じて処方せよ！

メイ子 ダイアップによる予防って，効果はあるんですか？

宮本 いろいろな報告があるんだが，ある程度の有効性はあると結論づけているものが多いようだな[4]．

メイ子 宮本先生は全く使っていないんですか？

宮本 けいれん重積の既往がある児に使っている場合はあるな．やはり重積は予防したいと思うから．そのほかは，保護者の性格，保育園通園の有無，家庭環境，医療機関までの距離や受診までのアクセス，さまざまな状況を考慮して例外的に予防を行っている場合がある．

羊田 確かに母親の不安があまりにも強い場合や，父親の不在が多い・幼い兄弟が多いなどの家庭環境により病院受診が容易でない場合，交通のアクセスが悪く病院受診まで時間がかかる場合などは，ダイアップを使ってもらってもよさそうだね．

宮本 気をつけてほしいのは，**この適応は自分が勤務している医療機関の状況や，児の生活圏の医療状況によって変わりうるということだな**．T病院は24時間体制で救急搬送を受け入れているから，万が一けいれんが起きてもすみやかに診察ができる．しかし，地方の病院に勤務していて，最寄りの医療機関にたどりつくまで1時間以上かかります！という児がいたならば，ある程度の配慮は必要だろうな．

メイ子 うちは地方都市ですが，そこまで僻地ではないので…．

宮本 それだけでなく，T病院のような首都圏の病院に通う患児でも，登山や合宿で過疎地に滞在する場合や，長時間飛行機に乗ったりする場合には，日常と違った指導をしている場合もある．「旅行中の発熱時にはダイアップによる予防を行ってください！」とか．

メイ子 同じ児でも，状況によって指導が変わるわけですね！

宮本 あくまでも，ダイアップを使用することのリスクとメリットの兼ね合いになる．リスクは当然状況によって変わるからな．

▶ ダイアップの適応を考えるときのポイント

- けいれん後は元の状態に戻ったことを必ず確認する．戻っていれば「SOS けいれん」をおおむね否定できる．
- ダイアップを使用していた児では，けいれん後の興奮やふらつきがあっても薬の副作用によるのか，SOSけいれんなのか判別がつきにくい．ダイアップを使用する際には，予防するリスクをしっかりと考えること．
- 保護者の性格や家庭環境，医療機関へのアクセスなどについても考慮したうえ，メリットとリスクの兼ね合いで，適応をきめる．

羊田　けいれんが起きているときにダイアップを投与するのは効果があるの？ 僕は小学校の校医をしているんだけど，「けいれんを起こしたら，すぐに入れてください」という要望を保護者から出されるんだよ．

宮本　その使い方は間違っているね．**ダイアップはあくまでも今後のけいれん発症を予防する予防薬**であって，現在起きているけいれんを止める薬ではない．そもそもダイアップを使用してから最高血中濃度に達するまでには1時間半かかる．有効血中濃度については諸説あるが，低めに見積もっても有効血中濃度に達するまで30分はかかると推測されるから，治療薬として用いるべきではないだろうな．

メイ子　宮本先生！ ありがとうございます！ そろそろ電車の時間なので行かなくちゃ！ もっと聞きたいことがあるんですけど，また次回お願いします！

まとめ

　最も大事なことは，熱性けいれんについてよく説明し，しっかり理解してもらうこと！ ダイアップを使うかどうかには，正直に言えば正解はない．医療者にとっては「重篤な疾患さえ否定できれば，たかが熱性けいれん！」だが，自分のこどもがけいれんする様子は親にとって衝撃的だろう．丁寧な説明の代わりになるものはない．ちゃんと理解してもらえれば，例え次に診る主治医の考え方が違ってもクレームは来ないはず！ 今回のメイ子先生の対応には，「① ダイアップを使うメリットとリスクの説明」と「② 使わない選択をした理由の説明」が足りなかった．治療しない理由に納得してもらえるようになると，メイ子先生への信頼度は相当上がるはずだ！

引用文献　1)「熱性けいれん診療ガイドライン2015」（日本小児神経学会／監，熱性けいれん診療ガイドライン策定委員会／編），診断と治療社，2015
　　　　　　2)「てんかん学用語事典　第2版」（日本てんかん学会／編），診断と治療社，2017
　　　　　　3) Nelson KB & Ellenberg JH：Predictors of epilepsy in children who have experienced febrile seizures. N Engl J Med, 295：1029-1033, 1978
　　　　　　4) Rosman NP, et al：A controlled trial of diazepam administered during febrile illnesses to prevent recurrence of febrile seizures. N Engl J Med, 329：79-84, 1993

◆ 家庭医からの一言 ◆

　今回は「熱性けいれん」をテーマにディスカッションしました．ガイドラインはあるものの，小児科の先生の間でも，ジアゼパム坐薬の使い方など考えが異なることが多く，迷ってしまいます．エビデンスだけではなく，目の前の患者さんに合わせた最適な対応とは？ という考え方について宮本先生に解説していただきました．「推奨」という結果だけではなく，このような思考過程がとても大切であることを改めて学びました．

（大橋博樹）

第1章 外来でよく出会う疾患・症状に強くなろう！

2 こどものてんかん
~基本を学べば怖くない~

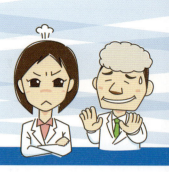

外来終了後のT病院外来奥休憩室．症例検討会終了後のメイ子先生が登場．

メイ子 宮本先生，羊田先生，ちょっと聞いてくださいよ！

宮本 おお，メイ子….どうしたそんな怖い顔して．

メイ子 先日，熱性けいれんにジアゼパム坐薬（ダイアップ®：以下®は省略）を使うかどうかについて教えてもらいましたよね（「第1章1．熱性けいれんにジアゼパム坐薬，どうすべき？」参照）．私としては宮本先生の教えを忠実に守って頑張っているつもりです．

宮本 それは感心だな．

羊田 それで上手くいかないの？

メイ子 ときどきご家族から，「○○小児科に行ったら，"メイ子先生の指導は一般的でないよ！"と言われた」とか，「"けいれんについては小児科医に診てもらった方がいい"と保育園の先生に言われて…」などと言われることがあって，陰で批判されているのかな？とは思っていました．

羊田 そうなのか．それで今日は怒っているの？

メイ子 いえ….それは悔しいと思いながらも，聞き流してきました．でも先日ついに近所の小児科の先生に直接苦情を言われてしまって．

羊田 へえ．小児科のベテラン先生かな？

メイ子 いえ，まだ30代の若手小児科医です．近所では人気の小児科開業医なのですが….

宮本　わかった．その症例の詳細と，どんな苦情を言われたかを教えてくれ．

症　例：3歳　男児
主　訴：くり返す発熱時のけいれん
胎生・周生期：特記事項なし
発育・発達歴：正常範囲
既往歴：特記事項なし
家族歴：母親が小児期に熱性けいれんを反復
現病歴：生後11カ月に発熱に伴うけいれん発作を発症．以降3歳までに合計5回の有熱時けいれんをくり返している．けいれんはすべて全身性の強直けいれんであり，持続時間は1分程度．けいれん停止後の意識回復はすみやかである．今回5回目の発作翌日に近所の小児科を受診したところ，ダイアップによる予防と脳波検査を勧められた．

宮本　よく経験する症例だな．それで，メイ子は家族に普段どんな指導をしている？

メイ子　はい．この子は私のクリニックの近所に住んでいますし，市立病院までも車で10分ほどの距離です．ですからダイアップによる予防は指導していません．けいれん時は横向きに静かに寝かせ，5分以内で停止しすみやかに元の状態に戻るようなら心配ないと伝えています．

宮本　なるほど．問題ない指導だと思う．

羊田　それで，どんな苦情を言われたの？

メイ子　「こんなに何回も熱性けいれんをくり返しているのにダイアップによる予防を行っていないのはおかしい！」と，それに「こんなにくり返しているからてんかんかもしれないでしょ．脳波をとらなきゃ！」と言われました．

宮本　やれやれ，またその話か…．ダイアップについては以前の説明で理解できているよな？

メイ子　はい，ダイアップについては大丈夫です．私の指導で問題ないと思っています．脳波の話もよくある話なのですか？

表　てんかんの定義

> 「てんかんとは，種々の成因によってもたらされる慢性の脳疾患であって，大脳ニューロンの過剰な発射に由来する反復性の発作（てんかん発作）を特徴とし，それにさまざまな臨床症状及び検査所見がともなう．」
> 世界保健機関（WHO）編：てんかん辞典より．

（文献1より引用）

宮本　とても多いよ．「てんかんとの鑑別に脳波検査をお願いします！」という紹介状がね．

メイ子　このこどもに脳波検査を行わなかったのは間違いですか？ また，どんなこどもには脳波検査が必要なのですか？ 宮本先生，教えてください．

1 機会性けいれんと素因性てんかんは予後良好と説明すべし！

宮本　脳波の話の前に，まずはてんかんの定義について**表**に示す．

メイ子　堅苦しい定義ですね．

宮本　かみ砕いて考えるとわかりやすいと思うぞ．① 「**いろいろな原因によって起きる脳の慢性疾患**」，② 「**脳神経細胞が電気的に過剰な興奮を起こすことで症状（発作）を反復**」，③ 「**さまざまなタイプの発作が起こる**」ということだ．

メイ子　なるほど，なんとなく理解できます．脳の慢性疾患で…．

宮本　原因はいろいろ！ 症状もいろいろ！ ということだ．付け加えると，予後もいろいろ！ で，症例によってさまざまだと覚えておいてほしい．

メイ子　てんかんと聞くと，何となく予後の悪い疾患というイメージですよね．てんかんの患者さんが大きな交通事故を起こしたニュースなども報道されますし…．

宮本　そう！ そのイメージがてんかん診療を難しくしている．ゆっくり説明するからよく理解してくれ．まずこの図は覚えているよな（**図1**）．

メイ子　はい，以前も見せていただきました．けいれんの原因ですよね．

宮本　そうだ．前回は「SOSけいれん」と「（良性の）機会性けいれん」の鑑別の重要性について強調し，そのためにダイアップ使用については適応を慎重に検討するように教えたはずだ．

26　小児科医宮本先生、ちょっと教えてください！

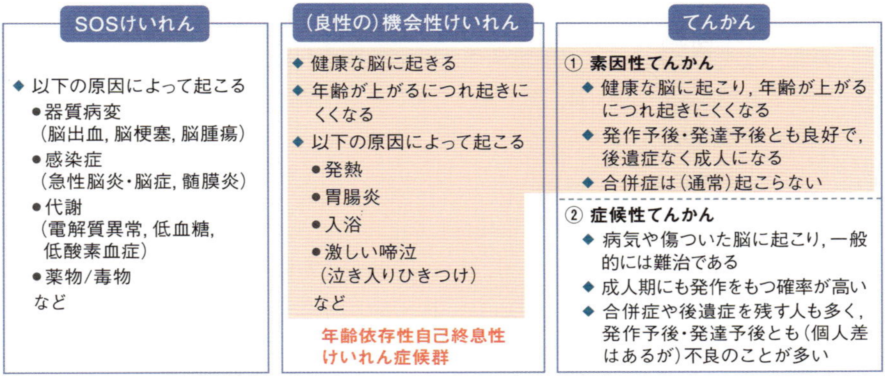

SOSけいれん	（良性の）機会性けいれん	てんかん
◆ 以下の原因によって起こる 　●器質病変 　（脳出血, 脳梗塞, 脳腫瘍） 　●感染症 　（急性脳炎・脳症, 髄膜炎） 　●代謝 　（電解質異常, 低血糖, 　低酸素血症） 　●薬物/毒物 　など	◆ 健康な脳に起きる ◆ 年齢が上がるにつれ起きにくくなる ◆ 以下の原因によって起こる 　●発熱 　●胃腸炎 　●入浴 　●激しい啼泣 　（泣き入りひきつけ） 　など 　年齢依存性自己終息性 　けいれん症候群	① 素因性てんかん ◆ 健康な脳に起こり, 年齢が上がるにつれ起きにくくなる ◆ 発作予後・発達予後とも良好で, 後遺症なく成人になる ◆ 合併症は（通常）起こらない ② 症候性てんかん ◆ 病気や傷ついた脳に起こり, 一般的には難治である ◆ 成人期にも発作をもつ確率が高い ◆ 合併症や後遺症を残す人も多く, 発作予後・発達予後とも（個人差はあるが）不良のことが多い

図1　SOSけいれん, 機会性けいれん, てんかん

羊田　よく覚えているよ.

宮本　今回の患児はけいれんの後にいつもの状態に回復しているし, 急性の病態ではない. よって「SOSけいれん」の可能性を除外して,「（良性の）機会性けいれん」とてんかんについて考えてみよう.

メイ子　お願いします. 外来でも「熱性けいれんだと思います」と説明すると,「てんかんでなくてよかったぁ！」と涙ぐむ母親もめずらしくありません. でも, 実際には鑑別が難しいこともあって….

宮本　そうだな. 一般の人は熱性けいれんとてんかんは全く別の病気だと思っている. だから説明は必ずしも簡単ではない. もう一度**図1**を見てほしい. てんかんを大きく2つに分けているよな.

羊田　素因性てんかんと症候性てんかんだね.

宮本　そう. 素因性てんかんの項をよく読んでみてくれ.

メイ子　「健康な脳に起こり, 年齢が上がるにつれ起きにくくなる」「発作予後・発達予後とも良好で, 後遺症なく成人になる」「合併症は（通常）起こらない」ですね.

宮本　素因性てんかんは予後良好な疾患であることがわかってもらえると思う.

メイ子　「予後不良な疾患」というイメージは….

宮本　一部の症候性てんかんは確かに発達も遅れるし, 予後も悪い. そのイメージが強いのかもしれないな.

羊田 なるほど．

宮本 小児のてんかんの多くは予後良好な素因性てんかんだから，てんかんと診断されたこどもの多くは，全く発作も起こさず日常生活を普通に過ごす大人になる可能性の方がはるかに高いのさ．

メイ子 熱性けいれんとの違いをどう考えればいいですか？

宮本 図1の「（良性の）機会性けいれん」の項を読んでくれるか．

メイ子 「健康な脳に起きる」「年齢が上がるにつれ起きにくくなる」「以下の原因によって起こる」ですね．

宮本 そうだな．図1では省略しているが，付け加えるとすれば「発作予後・発達予後とも良好で，後遺症なく大人になる」「合併症は（通常）起こらない」といったところだな．

メイ子 あれっ．「（良性の）機会性けいれん」と素因性てんかんの説明はとてもよく似ていますね．

宮本 そうだな．特定の誘因があるかないかの違いだけだ．つまり，どちらも「こどもの時期にだけ，けいれん（発作）を起こしやすい体質をもっている」と考えるとよいだろう．誘因があれば「（良性の）機会性けいれん」，誘因がなければ素因性てんかんだ（実際にはてんかんのなかにも光刺激や有熱時など，誘因によって発作が引き起こされるものがある．専門的になるのでここでは触れていない．興味があればてんかんについての成書を参照してほしい）．

羊田 仲間というか，同じグループとして考えてよいということだね．

宮本 もう一度図1を見てくれ．「（良性の）機会性けいれん」とてんかんを似たものに分類するとすれば，「機会性けいれん／てんかん」ではなく，「"機会性けいれん＋素因性てんかん"／症候性てんかん」に分けるべきだと考えている（図中の赤の部分）．そもそも，機会性けいれんとてんかんの鑑別が難しい症例は決してめずらしくない．10歳のこどもがはじめて発熱時にけいれんを起こした場合に，この子を「年齢が遅く発症した熱性けいれん」と考えるか，「てんかんの初回発作が熱によって誘発された」と考えるかは，専門家の間でも意見が分かれるところだ．ただ，いずれにしても体質による発作は治っていくから「年齢依存性自己終息性けいれん症候群」という概念で理解すれば，同じ状況だということが理解してもらえると思う．

> ▶ **保護者への説明のコツ**
> 熱性けいれんとてんかんは，全く別の病気と思っている保護者も多い．機会性けいれんと素因性てんかんは予後良好な"年齢依存性自己終息性けいれん症候群"であることを念頭におき説明をしよう．

2 "脳波異常≠てんかん"と心得よ！

メイ子 けいれんとてんかんの関係についてはわかりました．では熱性けいれん（p.14 第1章1．表1参照）のこどもに対する脳波検査についてはどう考えればよいですか？

宮本 少し脳波の説明をしよう．図2, 3を見てくれ．同じ患児の脳波だが，図2は発作時，図3は発作間欠期の記録だ．

メイ子 判読のしかたがよくわからないのですが…

宮本 脳波の判読ができるようになるのが今回の目的ではないから，興味があれば教科書を読んでみてくれ．簡単に説明すると，脳の活動は電気を生じて，脳の表面の電気活動を頭皮上から記録したものが脳波だ．

メイ子 それはわかります．

宮本 図2はけいれん中の脳波で脳の左半球優位にほぼ全般性の興奮が認められる．一方，図3は全く症状のないときの脳波だが，左前頭部と側頭部を中心に

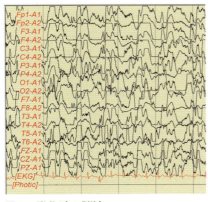

図2　発作時の脳波

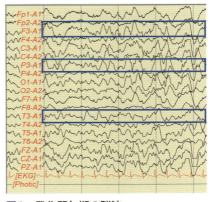

図3　発作間欠期の脳波

興奮が認められている．よく患者さんには「脳の中で火花が散る人がいるが，火花が散っているときは無症状．火花が脳に燃え広がって火事を起こすと発作になる」と説明している

メイ子 図3のような火花が散っている状態だけでは無症状なのですね．

羊田 「火花が多いと火事を起こしやすい」ということかな？

宮本 一般論としてはそうだ．それに，どこから火花が出ているかも治療に関与してくるから，てんかん患者さんにとって脳波検査は非常に重要な検査ではある．

メイ子 学生時代に「熱性けいれんは脳波が正常」と習った気がしますが…．

宮本 一般的にはそう言われている．しかし，それが誤解を生じさせている原因のようにも感じるな．

羊田 そうではないの？

宮本 「熱性けいれんの脳波は正常」だから，「脳波が異常であれば熱性けいれんではない＝てんかんである」と考えられてしまっていることが問題だ．

メイ子 だから「てんかんの可能性があるから脳波検査が必要！」と考えられてしまうのですね．

宮本 **実際には生涯けいれんを起こさないこどもでも，脳波異常を呈することは決して稀ではない．だから脳波異常があればてんかんである！ というのは誤解だな．**でも，メイ子が注意を受けたように，小児科医のなかにもこのような思い込みをもった者は少なくない．

メイ子 私は結構厳しい口調で怒られましたよ！

宮本 熱性けいれんの児に脳波検査をした結果，「正常でした．ですからてんかんにはならないですよ！」や，「異常です．今後もけいれんをくり返し，いつかはてんかんになるでしょう！」と，今後の予測が可能ならば検査をする意味はあると思う．ただ現時点では予測はできないという見解が圧倒的に優勢だな[2]．

羊田 そして，そもそも熱性けいれんと素因性てんかんは同じグループだから必ずしも鑑別する必要もないわけだね．

宮本 **ただ，日常生活の注意点は異なる．特定の誘因があるものは，その誘因があるときだけ発作に注意して観察すればよい．一方で，てんかんはいつ起きるかわからないことが多い．だから抗てんかん薬によって発作を抑制する必要が**

あるこどもが多いな.

メイ子　日常生活を普通に過ごすためにですね！

宮本　そういうことだ.

羊田　宮本は熱性けいれんのこどもに対して，全く脳波検査を行わないのかな？

宮本　もちろん，その子のさまざまな状況により例外的に行っていることはある.

メイ子　えーっ，どんな場合には行うのですか？

宮本　これは専門的な話になるので，残念ながらこの短い時間では説明できない.
ただ，今言えるのは「熱性けいれんをくり返しているので，てんかんの可能性
を含めて脳波検査をしてください」という紹介状は間違いだが，「**熱性けいれ
んをくり返しており，専門的な立場から診察・説明をお願いします**」という紹介
状なら大歓迎ということだ．気になるこどもは専門医に紹介するといいと思う
（p.119「Column こどもの症候性てんかん」参照）.

メイ子　わかりました.

▶ **熱性けいれんでの脳波検査への考え方のポイント**
- "脳波異常があればてんかん"は誤解.
- 予後予測の点からも，熱性けいれんを起こした児に，脳波検査が必要なケースは限定的である.

---

3 けいれんを起こすかどうかは"体質＋環境"で決まることを説明すべし！

メイ子　熱性けいれんも素因性てんかんも，けいれんを起こしやすい体質ということはよくわかったのですが…．具体的にどんな説明をすると理解しやすいですか？

宮本　俺はこんな水の入ったコップの絵を描いて説明している（図4）.

メイ子　どういうことでしょう？

宮本　「人は誰も頭の中に水の入ったコップを持っています．コップの大きな人
や小さな人，水の多い人や少ない人，さまざまな人がいます．コップが小さ
く・水が多い人は，少しゆすられるとこぼれてしまいますよね．この水がこぼ
れた状態が発作を起こした状態です」

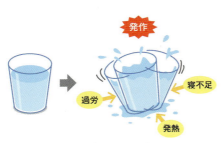
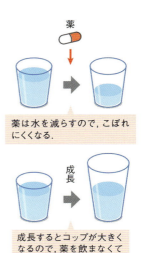

図4 てんかんの説明の例

羊田　なるほど．ゆすられる状態というのが，寝不足や発熱，過労など発作を誘発する要因の存在だね．

宮本　その通り．だから，同じコップの大きさと水の量であったとしても，発作をくり返す子もいれば全く発作を起こさない子もいる．

メイ子　ゆすられる機会が少なければ水はこぼれませんからね．

宮本　そういうことだ．あまり頻回に水がこぼれる場合には薬を飲んでもらう．薬の役割はコップを大きくすることでなく，水の量を減らすことだ．

メイ子　水の量が減れば同じようにゆすられてもこぼれないということですね．

宮本　そして，年齢を重ねると自然にコップが大きくなってくる．けいれんを起こしやすい体質が治ってくる状態だ．

羊田　なるほど，水を減らさなくても，コップが大きくなれば水はこぼれにくくなるね．

宮本　十分にコップが大きくなった時期だと推測された段階で，薬を中止していけばいいというわけさ．薬で水を減らさなくてもこぼれないだろう？

羊田　でも水がなくなったわけではない．

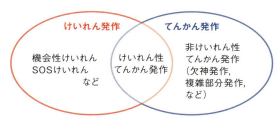

図5 けいれん発作とてんかん発作

宮本　そういうこと！　もう大丈夫と思った患者さんが大学生になって再度発作を起こして来院する場合がある．そういう場合には，バイトや飲み会で連日徹夜続きなどといった生活を送っている場合が多いな．

メイ子　コップが大きくなっても，とても激しくゆすればこぼれてしまうということですね．

宮本　そうだ．そう考えると，けいれんを起こす子と起こさない子の違いは1かゼロかではなくて，けいれんを起こしやすい子と起こしにくい子がいて，環境によって実際にけいれんを起こすか起こさないかに分かれるということだろう．

メイ子　"体質＋環境"，そしてけいれんを起こすかどうかは紙一重ということですね．

4　発作もいろいろ．てんかん発作とけいれん発作，正しく理解しておくべし！

羊田　前々から一回聞いてみたかったのだけれど，「てんかん発作」と「けいれん発作」という言葉の使い分けにルールはあるのかな？

宮本　図5を見てくれ．てんかんの定義のときに説明したが，「発作もいろいろ」だったよな．けいれん（四肢の異常運動を伴う）が最も一般的だが，意識消失のみのてんかん発作もあれば異常感覚だけのてんかん発作もある．これらは「非けいれん性てんかん発作」だ．

メイ子　なるほど．けいれんではないてんかん発作もありますね．

宮本　一方でSOSけいれんや熱性けいれんは，けいれん発作ではあるがてんかんによる発作ではない．これらは「非てんかん性のけいれん発作」と言えるだ

ろう.

羊田　なるほど. 両方の楕円が重なった部分が「けいれん性てんかん発作」だね.

宮本　そう.「けいれん性てんかん発作」の場合には, けいれん発作と言ってもてんかん発作と言っても間違いではないからな. 俺は単に「発作」とだけ言うことが多いと思う.

羊田　よくわかったよ.

メイ子　いろいろな話が聞けて, 少してんかんが身近に感じられました.

羊田　そうだね. 今日は症候性てんかんの話が聞けなかったけど….

宮本　症候性てんかんは, それこそ俺の専門領域だが, 多様性があるし治療法も確立されていないため短い時間では説明できない.

羊田　僕らが, けいれんの既往歴がある子やてんかんと診断されている子の診察をする場合に, 気をつけておくべきことは何かな?

宮本　**精神運動発達が順調かどうかの確認が最も重要だ**（「第2章1. 乳幼児の発達の遅れ」参照）. **発作の多い少ないよりも, 発達が順調か否かの方がはるかに重要だと俺はいつも説明している.**「発達の順調な子のけいれん・てんかん発作は大人になれば治ることがほとんどです」とも言っているな.

メイ子　私たちが少しでも発達が気になったときは….

宮本　いつでも紹介してきてくれ.

メイ子　ありがとうございます. よくわかりました! またいろいろ教えてくださいね!

▶ 保護者への説明のコツ

- けいれんが起きるかどうかは, 体質と環境の両方が関係することを説明しよう.
- 発育・発達が順調であれば, 年齢を重ねるにつれ, けいれんを起こしやすい体質は治ってくると安心させてあげよう.

まとめ

　こどものてんかんは非常に一般的な病気で，また予後も決して悪くない．残念ながら，小児科医のなかでもてんかんについて十分な知識をもっている医師は少数派であり，正しい説明を受けられていない保護者がとても多いと感じている．小児にとって発育・発達は最も大事な評価項目だと思う．「発育・発達が順調であれば必要以上に恐れる必要はありませんよ」と伝えてあげてほしい．医療者の落ち着いた態度が保護者の安心につながると感じている．

引用文献　1) 日本てんかん協会：てんかんとは
　　　　　　　　http://www.jea-net.jp/tenkan/tenkantoha.html　（2018年4月閲覧）
　　　　　　2) 奥村彰久：小児科の常識－ウソ，ホント　熱性けいれんの診断には脳波が役立つ．小児科臨床，58：103-105，2005

参考図書　・「てんかんの教科書」（大澤眞木子，秋野公造／編），メディカルレビュー社，2017
　　　　　　・「てんかん専門医の診察室から ～病気と共生するために～」（田中正樹／著），かまくら春秋社，2017

◆ 家庭医からの一言 ◆

　てんかんと聞くと，すぐに専門医に紹介！ という発想になりがちですし，テーマとして疑問に感じた読者も多かったかもしれません．しかし，このような疾患でも総合診療医が遭遇し，保護者にアドバイスできることは意外にも多いということが，本稿を読んで理解できたと思います．

　てんかん専門医と2人主治医としてかかわる，長い経過を辿るてんかんの患者さんや家族にとって，こんなに心強いことはないですね．

（大橋博樹）

第1章　外来でよく出会う疾患・症状に強くなろう！

3 「食物アレルギーが心配です…」どう対応する？

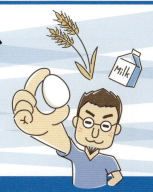

外来終了後のT病院外来奥休憩室．症例検討会終了後のメイ子先生が登場．

メイ子　宮本先生，羊田先生，こんにちは！

羊田　こんにちは，メイ子ちゃん．今日はどんな質問があるの？

メイ子　はい．今日は乳幼児の食物アレルギーについてです．

宮本　メイ子，俺の専門は小児神経疾患だが…．

メイ子　宮本先生！　小児科医は「こどもの総合医」ですよ．こどもの疾患すべてが専門です．

宮本　いや…．メイ子の言う通りだが得意不得意はやっぱり…．

ヤギ岡　騒がしいと思ったら皆さんお揃いで．メイ子ちゃんも久しぶりだね．

メイ子　ヤギ岡先生！　お久しぶりです．小児アレルギー外来も今終わったんですか？

宮本　ヤギ岡！　ちょうどよいところに！　メイ子がアレルギーの質問を持ってきたから，ちょっと教えてやってくれ．

ヤギ岡　いつもは僕が休憩室にいると，「早く病棟に行け！」って追い出す癖に…．本当に都合がいいなあ．

メイ子　ヤギ岡先生！　よろしくお願いします．

羊田　ヤギ岡くん．ちょうどよかったよ！　僕も教えてほしいことがあったんだ．メイ子ちゃん，どんな症例かな？

1 アレルギーを疑う場合は，まずはしっかり問診せよ！

症　例：1歳6カ月　男児

胎生・周生期：特記事項なし

発育・発達歴：正常範囲．現在，幼児食3回食で離乳も完了している．

現病歴：昨日，外出先で親子丼を食べたところ，顔と頸部に蕁麻疹が出て痒がっていた．赤くなった部位を冷やして，症状は徐々に軽快したが，食物アレルギーが心配になり，翌日メイ子先生のクリニックを受診した．

卵の加工品は普段から食べている．生卵は与えたことがない．

宮本　もともと体調不良ではなかったのか？

メイ子　いつも通り元気だったそうです．胃腸炎症状も全くなくて．

羊田　卵の加工品は普段どんなものを食べているの？

メイ子　市販のプリン，食パン，ハンバーグなどです．

宮本　じゃあ，鶏肉のアレルギーの可能性はあるかな．鶏肉は今まで食べてないとか…．

ヤギ岡　宮本先生，肉類はアレルゲンにはなりにくいのですよ．図1を見てください．即時型アレルギーの原因として，肉類は「その他」に含まれますが，鶏肉は0.2％です．鶏卵が35％ですから，単純に頻度から推測すると，卵アレルギーの可能性の方がはるかに高いと思います．

羊田　卵の加工品は大丈夫なのに今回は症状が出たということは…．やはり**調理法や食べた量が問題**なのかな？

ヤギ岡　羊田先生！さすがですね．メイ子ちゃん，この子はどの程度親子丼を食べた時点で症状が出たんだろう？それと，親子丼の調理の詳細はわかるかな．卵が半熟だったかどうか…．

メイ子　半熟卵がトロッとした美味しい親子丼だったようです．1/4ほど食べたところだったようですが．

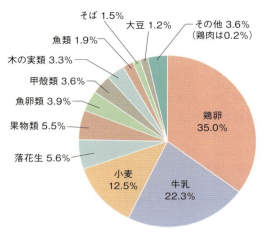

図1　即時型アレルギーの原因食物
（文献1を参考に作成）

ヤギ岡　美味しそうな親子丼だね…．今回は半熟の卵を摂取したことで起きた卵アレルギーと考えてよいと思うよ．皆さん，図2を見てください．食物アレルギー診断の流れです．この最初の問診がとにかく重要です．具体的な問診内容を示すので，メイ子ちゃん回答してもらえるかな．

メイ子　こんな感じです．

いつ：1歳6カ月

何を：親子丼（半熟）

どの程度食べて：1/4食べて

どんな症状がでたのか？：顔と頸部に蕁麻疹

今まではどんなものが食べられたか：パン，市販のプリン，ハンバーグ

ヤギ岡　ここから症状の出る閾値の予測を行ってみようか．

メイ子　なんだか大変そうですね．

ヤギ岡　簡単な算数だよ．「加工食品のアレルゲン含有量早見表2015」（消費者庁）[3]から一部抜粋するね（表1）．

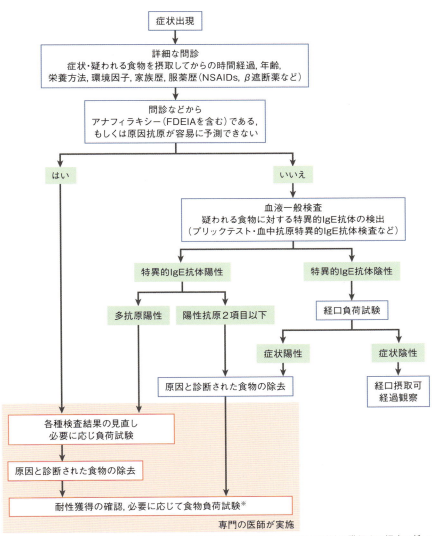

図2　即時型症状のある食物アレルギーの診断
（文献2より引用）

表1　鶏卵タンパク質含有量を中心とした早見表（牛乳・小麦含有レベルを併記）

商品名	メーカー（株式会社）	規格	1個当たり重量目安	鶏卵タンパク含有量(mg)	含有量レベル	
					牛乳	小麦
レベル6（10〜100 mg/個）						
ダブルソフト	山崎製パン	3枚（6枚切り）/袋	64.6 g/枚	59	7	8
レベル5（1〜10 mg/個）						
Big　プッチンプリン	江崎グリコ	1個	165 g/個	5.6	8	0

Mサイズの鶏卵を15分ゆでた卵（全卵約60 g）1 g＝鶏卵タンパク22 mg
（文献3より抜粋）

メイ子　あまり見かけない本ですね．持っていないのですが，書店で買えますか？

ヤギ岡　非売品なので本屋で買うことはできないんだ．以前の版（2011年版）が新潟大学小児科のホームページから閲覧できるので（http://allergyteam.net），見てごらん．
市販の食パン1枚に含まれる鶏卵タンパクは59 mg，市販のプリン1個に含まれる鶏卵タンパクは5.6 mgとなっている（メーカーや商品によって違いがあるので注意が必要）．卵1 g中に含まれる鶏卵タンパクは22 mgと考えられているから，Mサイズの卵1個を60 gと考えると全卵1個当たりの鶏卵タンパクは1,320 mgになる．

宮本　そうすると，食パンやプリンに含まれる鶏卵タンパクの量は…．

ヤギ岡　食パン1枚が卵0.04個分，プリン1個が卵0.004個分です．

メイ子　意外に少ないですね．ハンバーグって卵はどの位入っているのですか？

ヤギ岡　メイ子ちゃんはあまり家事をやらないのかな…？ハンバーグ4人前に溶き卵0.5個分が普通のレシピだよ．この子が1人前のハンバーグを食べるとすると，卵0.125個分の卵を摂取していることになる．

羊田　今回はどの程度の卵を食べた計算になるのかな？

ヤギ岡　だいたい親子丼2人前で卵3個が通常のレシピと思います．ですから1人前が卵1.5個，1/4程度食べた時点で症状が出現していますから，卵0.3〜0.4個程度で症状が出現したと考えられます．

宮本　俺はヤギ岡の料理の知識に脱帽だよ．

表2　調理による抗原性の変化

	生卵と比較した抗原残存率	
	卵白アルブミン	オボムコイド
生卵	100％	100％
温泉卵	91.1％	14.4％
炒り玉子	9.3％	15.1％
錦糸卵	0.8％	14.5％
20分固ゆで卵	0.005％	6.1％

（文献4より抜粋）

メイ子　そうすると，この子は卵0.12〜0.3個の間に症状出現の閾値があると考えていいですか？

ヤギ岡　単純計算ではそうなるね．

羊田　調理方法も影響があると思うけど，どう考えればよいかな？

ヤギ岡　表2を見てください．調理による抗原性の変化を示したものです．ここには書かれていませんが，溶き卵も抗原性が高いんですよ．

宮本　ヤギ岡…．今さらだがオボムコイドについて教えてくれ．

ヤギ岡　卵アレルギーと一口に言いますが，卵にはアレルゲンとなりうるさまざまなタンパクが含まれています．そのうち抗原性が高く，加熱しても抗原性が失われにくいタンパクがオボムコイドです．

メイ子　つまり，固ゆで卵で症状が出現する場合には，オボムコイドアレルギーの可能性が高い．また，卵白アルブミンアレルギーのこどもは，固ゆで卵を1個食べられても，調理法を変更する場合には十分な注意が必要ということですね．

ヤギ岡　そういうことだね．

2　負荷試験は平日の日中に少量から行うべし！

メイ子　ヤギ岡先生，この子は卵を除去した方がいいですか？それから，血液検査を行った方がいいでしょうか？

ヤギ岡　アレルギー症状のグレードを表3に示すね．この子は顔と頸部の蕁麻疹

表3 食物アレルギーにおける臨床所見による重症度分類

		グレード1 （軽症）	グレード2 （中等症）	グレード3 （重症）
皮膚・粘膜症状	紅斑・蕁麻疹・膨疹	部分的	全身性	←
	瘙痒	軽い瘙痒（自制内）	強い瘙痒（自制外）	←
	口唇，眼瞼腫張	部分的	顔全体の腫れ	←
消化器症状	口腔内，咽頭違和感	口，のどの痒み，違和感	咽頭痛	←
	腹痛	弱い腹痛	強い腹痛（自制内）	持続する強い腹痛（自制外）
	嘔吐・下痢	嘔気，単回の嘔吐・下痢	複数回の嘔吐・下痢	くり返す嘔吐・便失禁
呼吸器症状	咳嗽，鼻汁，鼻閉，くしゃみ	間欠的な咳嗽，鼻汁，鼻閉，くしゃみ	断続的な咳嗽	持続する強い咳込み，犬吠様咳嗽
	喘鳴，呼吸困難	―	聴診上の喘鳴，軽い息苦しさ	明らかな喘鳴，呼吸困難，チアノーゼ，呼吸停止，$SpO_2 \leqq 92\%$，締めつけられる感覚，嗄声，嚥下困難
循環器症状	脈拍，血圧	―	頻脈（+15回/分），血圧軽度低下[※1]，蒼白	不整脈，血圧低下[※2]，重度徐脈，心停止
神経症状	意識状態	元気がない	眠気，軽度頭痛，恐怖感	ぐったり，不穏，失禁，意識消失

※1 血圧軽度低下：1歳未満＜80 mmHg，1～10歳＜[80＋（2×年齢）mmHg]，11歳～成人＜100 mmHg
※2 血圧低下　　：1歳未満＜70 mmHg，1～10歳＜[70＋（2×年齢）mmHg]，11歳～成人＜90 mmHg
（柳田紀之，ほか．日小ア誌．2014：28：201-10．より改変）

（文献5より転載）

以外の症状がないから，グレード1と考えてよいと思う．呼吸器症状・循環器症状のないグレード1までであれば除去する必要はないし，血液検査も必須ではないと判断することが多いなあ．

羊田 しかし，食物アレルギーであることが疑わしいのだから，血液検査は行ってもいいよね？希望されることが多いし．

宮本 俺も血液検査をしていることが多いな．項目はどうすればいい？

ヤギ岡 僕なら表4に示す項目で出すと思います．しかし，昔は卵・牛乳・大豆が3大アレルゲンでしたが，今は**卵・牛乳・小麦**です．近年大豆の頻度は低いので，疑わしくなければ省いてもいいと思います．

42 小児科医宮本先生、ちょっと教えてください！

表4　食物アレルギーを疑う場合の検査項目

総IgE			
鶏卵アレルギー	卵白 卵黄 オボムコイド	小麦アレルギー	小麦 グルテン ω5グリアジン
牛乳アレルギー	牛乳 カゼイン αラクトアルブミン βラクトグロブリン	大豆アレルギー	大豆 Gly m4

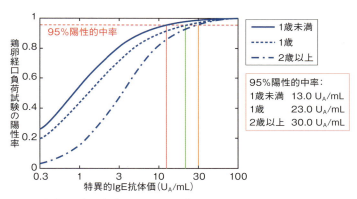

図3　卵白のプロバビリティーカーブ
（文献2を参考に作成）

宮本　またわからん項目が出ているが…．ω5グリアジンやGly m4などは，卵におけるオボムコイドの位置づけと似ていると考えていいか？

ヤギ岡　アレルギー非専門医の宮本先生のレベルならそれでよいと思います．詳しくは成書を読んでください．宮本先生も今後外来でアレルギー検査を行う場合には，必ず検査項目に加えてくださいね．

宮本　今日のヤギ岡はちょっと感じが悪いな…．

メイ子　ヤギ岡先生，血液検査をした場合には，プロバビリティーカーブについてどう考えればいいですか？

ヤギ岡　どうもメイ子ちゃんはずいぶん勉強したみたいだね．図3を見てくれるかな．これが卵白におけるプロバビリティーカーブになる．やはり特異的IgE抗体価と経口負荷試験の陽性率には関連があるんだ．ただ大事なのは，IgE値

は陽性率には関連するが重症度との関連性がはっきりしていないことだね．IgE値が高ければ高いほどアナフィラキシー症状を起こしやすいわけではないと言われている．それがあまり積極的に血液検査を勧めない理由でもあるけどね．

メイ子　そうなんですね．ではこの子への指導はどうすればよいですか？

ヤギ岡　すぐに除去を行うのではなく，少量の加工品や，20分以上の固ゆで卵1/8個（0.125個）程度から再度摂取するように指導していいと思うよ．ただし，**再摂取の場合には摂取する場所と時間が大事だ．症状が出た場合にはすみやかに医療機関を受診できるように，平日の日中に摂取してもらうように指導するのがいいと思う．**もしご家族の不安が強いようならクリニック内で摂取してもらうのもいいアイディアじゃないかな？

メイ子　なるほど！万が一症状が出現してもすぐに対応できる状況でのチャレンジが重要ですね！早速試してみます．

▶ **アレルギー診療の進め方のポイント**

- 原因食物をすぐに除去せず，十分な問診からアレルギー症状が出現する閾値を求めるのが重要．
- 摂取は平日の日中に少量からチャレンジを．

3　離乳食は新鮮な食材で手作りを！

羊田　ヤギ岡くん，食物アレルギーを心配している保護者から，「どのように離乳食をはじめたらいいか？」という質問をよく受けるのだけど，どう答えればよいのかな？それに，離乳食をはじめる前に血液検査をしてほしいという希望も多いんだよ．やる意味はあるの？

ヤギ岡　宮本先生はどうしています？アレルギー非専門医のご意見は？

宮本　俺はまず食物アレルギーを心配している理由を聞くようにしている．家族内に食物アレルギーの人がいるか，こども自身の湿疹がひどいか，どちらかのケースがほとんどじゃないかな？**こどもに湿疹がある場合で，特に口周囲や頸部・前胸部の湿疹が目立つ場合には，まず離乳食をはじめる前に皮膚の症状をよくするように指導している．**スキンケアの指導や外用薬も使っているな．食物アレルギーの成立には，経消化管感作だけでなく経皮感作が関与するから，

44　小児科医宮本先生、ちょっと教えてください！

皮膚のバリア機能を維持しておくことはとても重要だ．

ヤギ岡 そうですね，やはりスキンケアは重要です．経皮感作についても詳細は成書を読んでください．

宮本 検査は家族に強いアレルギー体質がある場合にはやってみる場合もある．ただ，そもそも食べたことがない食物には感作されていないわけだから，離乳食開始前にスクリーニングとして行うことはない．**離乳食を開始した後，皮膚症状が増悪した場合**などが**検査実施の時期と考えている**．検査項目はいつも迷っているけどな．

ヤギ岡 明らかに疑わしい食品がなければ**表4**の項目でいいと思います．3大アレルゲンの頻度が圧倒的に高いですからね．

メイ子 食物アレルギーが心配な子の離乳食開始にあたって，注意すべき点はありますか？

ヤギ岡 離乳食はご家族に手作りしてほしいね．市販のものには食材以外にアレルゲンになりうる物質が含まれていることがあるから．

宮本 塩以外の調味料は使わない方がいいよな？ 味噌も醤油も大豆や小麦を含むから．

ヤギ岡 宮本先生の指摘もわかりますが，発酵食品はアレルゲンになりにくいのですよ．タンパクが分解されていますから．もちろん素材の味を中心に，塩味，その他の調味料と進めていけばいいですが，あまり神経質にならなくていいですよ．

羊田 なるほど．ほかには何かあるかな？

ヤギ岡 青魚は新鮮な食材を使ってください．青魚にはヒスチジンが豊富に含まれており，時間が経つとある種の細菌によりヒスタミンに変えられます．ヒスタミンを大量に摂取すると「アレルギー様食中毒」を発症し，食物アレルギーとの鑑別が困難ですから．

メイ子 離乳食は新鮮な食材をご家族の手作りで！ ですね．覚えておきます．

ヤギ岡 くり返しますが，「平日の日中に，少量を食べてみる．不安が強い場合にはクリニック内で食べてもよい」と伝えてあげることが重要でしょうね．本当にアナフィラキシーの既往がある場合には，さまざまな検査法と指導法がありますから，専門医に紹介してください．

メイ子　皆さん！　ありがとうございました．電車の時間なので行きますね！こ
れからは，ちょっと落ち着いて保護者に説明できそうです．来月もよろしくお
願いします！

▶ 保護者への説明のコツ

- 食物アレルギーを心配している理由を聞く．
- 湿疹が目立つ場合は，スキンケアについて説明しよう．
- 離乳食は，食材以外のアレルゲンを避けるため，手作りを勧めてみよう．

まとめ

　食物アレルギーについて相談を受ける頻度は，年々増加しているように感
じる．除去の必要性や経口免疫療法の有用性など，専門医によって意見の異
なる領域もあり，今後も診療ガイドラインの改訂が予想される．知識の更新
が不可欠な領域の1つと言えるだろう．今回ヤギ岡先生に助けてもらっ
たように，除去の必要性に迷った場合などは，アレルギー専門医に相談
することが望ましい場合も多い．いずれにせよ，「平日の日中に，少量
を食べてみる．不安が強い場合にはクリニック内で食べてもよい」の考
え方はどんな場合にも役に立つと考えている．

引用文献　1)　消費者庁：平成27年度 食物アレルギーに関連する食品表示に関する調査研究事業報
　　　　　　　告書.
　　　　　　　http://www.caa.go.jp/foods/pdf/food_index_8_161222_0003.pdf　（2017年12月閲覧）
　　　　　　　http://warp.da.ndl.go.jp/info:ndljp/pid/11039470/www.caa.go.jp/foods/pdf/
　　　　　　　food_index_8_161222_0003.pdf　（2018年4月閲覧）
　　　　　2)　「食物アレルギーの診療の手引き2014」検討委員会：食物アレルギーの診療の手引き
　　　　　　　2014
　　　　　　　https://www.foodallergy.jp/wp-content/themes/foodallergy/pdf/manual2014.pdf
　　　　　　　（2018年4月閲覧）
　　　　　　　▶　食物アレルギー研究会ホームページ（https://www.foodallergy.jp）にて2017年版が公
　　　　　　　　開されています.
　　　　　3)　「加工食品のアレルゲン含有量早見表」検討委員会：加工食品のアレルゲン含有量早
　　　　　　　見表2015
　　　　　4)　「食物アレルギー児のための食事と治療用レシピ」（伊藤節子／著），診断と治療社，
　　　　　　　2014
　　　　　5)　「食物アレルギー診療ガイドライン2016」（海老澤元宏，他／監，日本小児アレルギー
　　　　　　　学会食物アレルギー委員会／作成），協和企画，2012

参考図書　・「食物アレルギーのパラダイムシフト　経口免疫寛容と経皮感作を踏まえた新戦略」
（栗原和幸／著），リブロサイエンス，2015
▶ 経皮感作についてわかりやすく解説されている．本稿では詳しい解説を省略したので，
さらに知りたい方にお勧めである．
・「レジデントのためのアレルギー疾患診療マニュアル 第2版」（岡田正人／著），医学
書院，2014
・「食物アレルギーのすべて　基礎から臨床・社会的対応まで」（伊藤浩明／編），診断
と治療社，2016
・「食べて治す食物アレルギー～特異的形口耐性誘導（SOTI）」（栗原和幸／著），診断
と治療社，2010

◆ アレルギー外来からの一言 ◆

　最近の食物アレルギーの治療は，すぐに完全除去をするのではなく，最小限の除
去にとどめることとなっています．そのため，実際食べられる食品や量を負荷試験
で探していくわけです．徐々に食べられる量を増やしていき症状が出なかった量
を，自宅で週3回以上摂取することを私は勧めています．しかし，体調によっては
同じ量であっても症状が出ることがあります．そのため，ご家族に症状が出たとき
の対応をよく説明しておくことが必要です．当院では，環境再生保全機構ホーム
ページに掲載されている「食物アレルギー緊急時対応マニュアル」（https://www.
erca.go.jp/yobou/pamphlet/form/00/archives_27015.html）を利用しています．
　症状が出てしまったらどうすればよいのだろうという家族の不安を，事前に取
り除くのが大事だと考えています．
　家族の不安が強い場合や，くり返し症状が出る場合はアレルギーを専門とする医
師に相談してください．
　　　　　　　　　　　　　　　　　　　　　　　　　　　　　　　（小島隆浩）

◆ 家庭医からの一言 ◆

　食物アレルギーは連載時に要望の多かったテーマです．アレルギー診療は最新
の検査法や治療法など常に新しくなる知識に対応するとともに，他の疾患以上に
症状や所見が多彩であるため，より豊富な経験も求められます．今回は食物アレ
ルギーを疑ったときの検査と摂取の進め方，また専門医紹介のタイミングについ
てディスカッションしました．なんとなく検査，なんとなく摂取は禁物です．必
要な検査をタイミングよく，そして摂取は正しい量を正しい時間帯にということ
がキーワードでしたね．お母さんの不安を取り除くためにも，具体的な対応と指
示が重要であることを学びました．
　　　　　　　　　　　　　　　　　　　　　　　　　　　　　　　（大橋博樹）

第1章　外来でよく出会う疾患・症状に強くなろう！

4 これって，アトピー性皮膚炎？
～湿疹をくり返す．適切な対応は？～

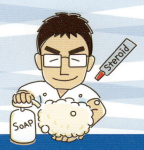

外来終了後のT病院外来奥休憩室．症例検討会終了後のメイ子先生が登場．

メイ子　羊田先生，こんにちは！ あれっ，宮本先生は？

羊田　今日はまだ見かけていないよ．外来が長引いているのかな？

宮本　あー，疲れた．おお，メイ子！ 今日は俺より早かったか．変わりないか？

メイ子　おかげさまで元気にやっています．ところで宮本先生，今日はこどものアトピー性皮膚炎について教えてください．

宮本　皮膚症状はあまり得意じゃないな…．

ヤギ岡　おやっ，やっぱりメイ子ちゃんの声だ．元気そうだね．

宮本　ヤギ岡，今日もいいタイミングでアレルギー外来が終わったか！ メイ子が質問を持ってきたぞ！

ヤギ岡　宮本先生は本当に都合がいいなあ．まあ，メイ子ちゃんのためにひと肌脱ぐよ．

メイ子　先日，こんな症例の子を診たのですが…．

症　例：1歳6カ月　男児
主　訴：くり返す瘙痒感を伴う皮疹
胎生・周生期：特記事項なし
発育・発達歴：正常範囲．現在，幼児食3回食で離乳も完了している．
現病歴：生後6カ月頃から皮疹が出現し，近医小児科や皮膚科に通院していた．診断は乳児性湿疹であり，外用薬の使用で一時的な改善がみられるものの，外用薬を中止すると直ちに再度皮疹が出現するという経過をくり返し，メイ子先生のクリニックを受診した．
　左肘関節の皮膚症状を図1に示す（右肘関節も同様の症状がみられた）．

1　湿疹をみたら，まずスキンケアができているか確認せよ！

宮本　この子はアトピー性皮膚炎だろうな．

メイ子　乳児期のアトピー性皮膚炎と診断していいですか？

宮本　メイ子，乳児は生後12カ月までだぞ．この子は幼児だろ．

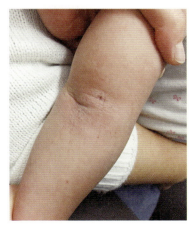

図1　症例男児の肘関節

表1　アトピー性皮膚炎の診断基準

1. 瘙痒

2. 特徴的皮疹と分布

    ① 皮疹は湿疹病変　　　●急性病変：紅斑，湿潤性紅斑，丘疹，漿液性丘疹，鱗屑，痂皮
                         ●慢性病変：浸潤性紅斑・苔癬化病変，痒疹，鱗屑，痂皮

    ② 分布　　　　　　　　●左右対側性
                           好発部位：前額，眼囲，口囲・口唇，耳介周囲，頸部，四肢関節部，体幹
                          ●参考となる年齢による特徴
                           乳児期：頭，顔にはじまりしばしば体幹，四肢に下降．
                           幼小児期：頸部，四肢関節部の病変．
                           思春期・成人期：上半身（顔，頸，胸，背）に皮疹が強い傾向．

3. 慢性・反復性経過（しばしば新旧の皮疹が混在する）
   乳児では2カ月以上，その他では6カ月以上を慢性とする．

上記1，2，および3の項目を満たすものを，症状の軽重を問わずアトピー性皮膚炎と診断する．
そのほかは急性あるいは慢性の湿疹とし，年齢や経過を参考にして診断する．

（文献1より転載　©日本皮膚科学会）

ヤギ岡　いや，アトピー性皮膚炎については歴史的に「2歳以下を乳児」とします．この子は乳児期のアトピー性皮膚炎と診断していいと思いますよ．

宮本　はじめて知ったぞ．そうなのか．

ヤギ岡　せっかくだから宮本先生に質問しましょう．この子をアトピー性皮膚炎と診断した根拠は何ですか？

宮本　根拠…．この写真の皮疹はアトピーっぽいだろ？　感覚的なものかな．

ヤギ岡　宮本先生くらい経験が豊富だとそれでもいいのですかね…．通常は日本皮膚科学会が定めたアトピー性皮膚炎の診断基準に従って診断します（**表1**）．宮本先生の言う「アトピーっぽい」という表現ですが，宮本先生はこの写真と症例の特徴から「**左右対称性で，関節部に生じた，苔癬化病変や鱗屑を伴う慢性病変を有している**」と判断したのだと思います．

メイ子　さすがですね，宮本先生．この子は乳児期で1年の経過がありますから，アトピー性皮膚炎の診断でいいですね．

羊田　皮疹の出現する部位にも特徴があるよね．

ヤギ岡　そうですね．**関節の屈曲部や刺激部に出やすいです**（**図2**）．

宮本　この子はアレルギー疾患の既往や高IgE血症といった，一般にアトピー素因と言われる体質をもっていないのか？

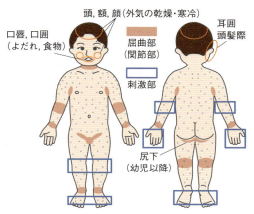

図2　皮疹の出現部位
（文献2より転載）

メイ子　まだ血液検査はしていません．アレルギー疾患の既往はないですね．

ヤギ岡　注意してほしいのは，アトピー性皮膚炎の患者さんはアトピー素因をもつことが多いですが，**診断の根拠には含まれません**．高IgE血症がなくてもアトピー性皮膚炎と診断して全く構いませんよ．

> ▶ **アトピー性皮膚炎の診断のポイント**
> 症状の特徴を理解し，根拠をもって診断しよう．

メイ子　小児科の先生は，小児の湿疹を見たときに何からはじめるのですか？

宮本　適切なスキンケアを受けているかどうかの確認と，その指導だろうな．

メイ子　いつも具体的な指導は難しいと思っているのですが，何かコツはあるのですか？

宮本　「皮膚の炎症の大敵は汚れと乾燥です！」という話からはじめるな．**できれば1日に数回しっかりと石鹸をつけて洗って，その後汚れと石鹸をきれいに洗い流すように指導する**．

メイ子　石鹸はつけてよいのですか？　新生児の沐浴指導って，ガーゼなどにお湯をしみこませて優しく撫でる感じですよね．こどもが1歳過ぎてもそのままのイメージのお母さんもいますよ．

羊田 そうだね．あまり優しく洗うものだから，保護者の方はきれいに洗っているつもりでも，皮膚のしわの間にかなり汚れが溜まっているこどももいるね．**必ずしわを伸ばして汚れをとるように指導しているけど．**

宮本 しっかり石鹸を泡立てて，泡を使って汚れを落とす感じかな．

メイ子 乾燥についてはどのような指導ですか？

宮本 **きれいに石鹸を洗い流した後，乾いたタオルでよく拭いてもらう．その後保湿剤を中心に薬を塗ってくださいと伝える．**「お母さんも洗顔したあとに化粧水をつけますよね！」と付け加えるとイメージが湧くかな．

メイ子 なるほど．保湿剤中心ですか？ ステロイドは使う派ですか？

宮本 派閥があるのか？ 湿疹の種類で使い分けているな．新しい湿疹は，清潔と保湿だけでずいぶんよくなる印象をもっている．一方でさっきの**図1**のような慢性の経過が示唆される皮疹については，アトピー性皮膚炎と診断したうえでステロイドを処方している．

羊田 ヤギ岡くん，追加することはないかな？

ヤギ岡 いや，さすが宮本先生．初期対応としてはよいと思いますよ．アトピー性皮膚炎の治療の基本はステロイド外用療法です．

▶ **スキンケア指導のポイント**

皮膚の炎症の大敵は汚れと乾燥！ 皮膚をきれいに洗う方法と保湿の重要性を説明しよう．

---

2 誤解されがちなステロイドの副作用，保護者への丁寧な説明と適切な量・期間での処方を！

メイ子 でも，ステロイドを嫌う保護者って多くないですか？ 外来で押し問答になることが多くて．

羊田 ステロイドがとても怖い薬だと思っている保護者は多いよね．それにアトピーにステロイドはいらない！ みたいな本も出版されているし．

ヤギ岡 では，どうしてこんなに嫌われていると思いますか？

メイ子 やっぱり副作用が心配なのでしょうね．

表2 ステロイド外用薬による皮膚あるいは局所の副作用

a)	痤瘡様皮疹，毛嚢炎と酒皶を含む	i)	色素脱失
b)	眼瞼および口囲皮膚炎	j)	多毛症
c)	表皮真皮の萎縮，皮膚の脆弱性（老人のあるいは日光で障害された皮膚，間擦部，顔面で最も起こりやすい）	k)	皮膚糸状菌感染の隠蔽あるいは増悪
		l)	二次感染あるいは存在する感染の増悪
d)	創傷治癒遅延	m)	接触皮膚炎
e)	臀部肉芽腫		（1）保存剤あるいは基剤の他の成分によることがある．
f)	紫斑		（2）コルチコステロイド分子によることがある．この場合には類似構造をもったコルチコステロイド分子と交叉反応することがある．
g)	毛細血管拡張と紅斑		
h)	皮膚線条	n)	その他

（文献3より引用）

ヤギ岡　メイ子ちゃん，具体的にステロイド外用薬の副作用にはどんなものがあるだろう？

メイ子　皮膚が赤黒く変色している患者さんを成人では経験します．あれってステロイドの副作用ですよね？

ヤギ岡　そういう誤解が結構多いね．あれは**ステロイドの副作用でなくて，ステロイドの効果が不十分で，慢性的な炎症が持続した結果として赤黒くなっている**のさ．ステロイド外用薬の副作用を**表2**に示すね．

宮本　**表2**を見ると，むしろ色素脱失して毛細血管が拡張するイメージだな．俺自身の患者さんでは経験したことがない．ステロイドに対する拒否が強い家族に対して，実際にはどのように説得すればいい？

ヤギ岡　僕は「今は皮膚に山火事が起きている状態ですから，大量の水を撒いてまずは火を消さなければなりません．燃え続けることでさまざまな悪影響が出てきますよ」と話します．実際まず皮膚所見をよくしないと．痒いままでは，掻くことによる悪影響も続きますからね．

羊田　強いステロイドは怖いから弱いのにしてほしいと言われることもあるよね．

ヤギ岡　そのときは「小さな火事ならバケツで消えますが，山火事は消防車を呼ばないといけないですよね．バケツで水を撒いていても，火事はひどくなるばかりですよ」と説明してあげると理解してもらえると思いますよ．

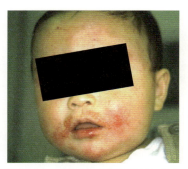

図3　10ヵ月男児．顔面に生じた皮疹
口唇周囲と前額部に紅斑・鱗屑・痂皮と苔
癬化病変を認める．
（是松聖悟先生 講演スライドより転載）

> ▶ **保護者への説明のコツ**
> ステロイドを嫌がる場合は，副作用の正しい知識となぜ必要かをわかりやすく説明しよう．

メイ子　一般的にはステロイドは顔にはあまり塗らない方がよいと言われていますが….

ヤギ岡　ステロイド外用薬の経皮吸収率は身体の部位によってずいぶん違うのは知っているよね．顔や頸部は吸収率が高いため，慎重に使ってほしいな．

宮本　でも，こんな皮膚症状（図3）が顔に出ている子もめずらしくないぜ．どうすればいい？

ヤギ岡　全く使ってはいけないわけではありません．**ほかの部位に用いる場合に比べ，顔や頸部には適切な量を短期間に使い，間欠使用やタクロリムス（プロトピック®）軟膏との併用を考慮してください．顔の症状が強い場合には専門医に紹介する**のもいいと思いますよ．

羊田　全身性の副作用は稀と考えてよいのかな？　心配する保護者もいるけど．

ヤギ岡　基本的には稀と考えてください．ただし，やはり量と期間には一定の注意が必要です．

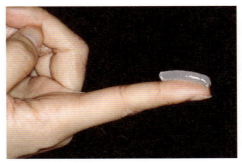

図4　finger-tip unit（FTU）
1 FTU＝口径5 mmチューブから押し出したとき，成人の
人差し指に乗る軟膏の量（約0.5 gとされる）
（文献4より転載）

メイ子　量には何か基準がありますか？

ヤギ岡　ステロイド外用薬の量としてfinger-tip unit（FTU）という単位を知っているよね（図4）．1 FTUは口径5 mmのチューブから押し出したとき，成人の人差し指の指腹側末節部に乗る軟膏の量で，約0.5 gになるとされている．

宮本　でも適当な単位だよな．ほら，俺とメイ子はこんなに手の大きさが違うぜ．

ヤギ岡　外用薬の量だからそんなに厳密でなくてもいいですよ．実際の外用量の目安ですが，3～6カ月の児に対しても顔と頸部で1 FTU，片側の上肢で1 FTU，下肢には1.5 FTU，体幹の前面には1 FTU後面には1.5 FTUです．1日2回塗るとすると，1日で1本（5 g）以上使う計算ですから，皆さんのイメージよりずいぶん多くないですか？

羊田　多いね．普段処方している軟膏はこんなに大量ではないから，僕らの患者さんが使っている量は大分少ないのかもしれない．

ヤギ岡　この目安の量を守り，症状によって適宜減量していれば，3カ月使用しても不可逆的な局所の副作用や，全身性の副作用は生じないことが報告されています．

メイ子　漫然と長期間使わなければ大丈夫ということですね．

羊田　最近ステロイド外用薬で副腎機能抑制を認めた症例報告を見たけれど[5]，あれは特殊な例なのかな？

ヤギ岡 あの症例報告では生後6カ月未満の児に対して，数カ月単位でステロイド外用薬が用いられています．**やはり乳児に長期間使う場合には注意が必要です**．宮本先生はステロイド外用の効果判定をどのくらいの時期にしますか？

宮本 2〜3日で効果が出るはずだと伝えているな．1日2回塗ってもらい，効果があっても1週間は続けてもらうことが多い．1週間後からステップダウンに入る．

メイ子 ステップダウンですか？

ヤギ岡 ステロイド外用には効果が不十分な場合のステップアップと，効果が認められた場合のステップダウンがあります．

宮本 スキンケアの指導とステロイドの外用で，十分な効果が得られるこどもが多いように感じる．ステロイドはマイルドから使うことがほとんどだ．だからステップダウンできることが多いな．効果が不十分なときはヤギ岡に紹介しているから，ステップアップは俺自身は行っていない．

ヤギ岡 ステロイドを止めるときはどうしますか？

宮本 proactive療法に従って漸減中止している（図5）．

ヤギ岡 よかったです．ちゃんとやるべきことはやってくれていますね．安心し

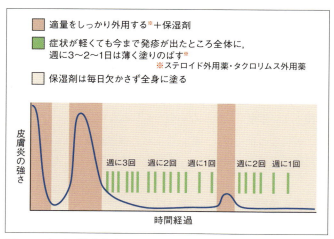

図5 アトピー性皮膚炎のproactive療法
（文献2より転載）

ました．今の方針であれば，副作用の心配はいらないと思いますよ．

宮本　今日のヤギ岡も少し感じが悪いな…．

メイ子　宮本先生はステップアップするとき以外はどんなアトピー性皮膚炎の患者さんでも先生ご自身で継続して治療しているのですか？

宮本　いや，**6カ月未満で全身性の皮膚症状が強い場合にはアレルギー外来に紹介している**．それから，さっき話したように**ステロイド外用を適量塗っているにもかかわらず1週間以上改善を認めない場合，ステロイドを漸減するとすぐに皮膚症状が再発し中止できない場合，そのほかも非典型的な経過を示した患者さんは紹介している**な．

ヤギ岡　それでよいと思いますよ．

メイ子　ヤギ岡先生は紹介された後，どうするのですか？

ヤギ岡　TARCなどの血液検査を行ったり，食物除去を行ったりするけれど，やはり患者さんの症状によって使い分けているね．だから，宮本先生のようにある程度の段階で専門医に紹介してほしいな．

▶ **ステロイド処方のポイント**
- 保護者には適切な1回量を実際に見せて説明しよう．
- 漫然と長期使用しないこと！ 効果判定をタイミングよく行い，ステップダウンや専門医への紹介が必要かなど見極めよう．

メイ子　もうすぐ電車の時間なので行きますね．ありがとうございました．

ヤギ岡　今日は基本的な話が多かったから，物足りなかったかな？

メイ子　いいえ．基本的なことをしっかりとできてない部分が多かったと反省できました．

ヤギ岡　そうだね．ステロイド外用薬を使用するときは1日2回塗るとか，2～3日でよくなることが多いとか，ステップダウンとかproactive療法などもね．これらは**治療前から保護者に説明し，大体の経過の予測を話しておくと信頼が得やすいと思うよ**．そのほか，スキンケア指導の注意点を**表3**に示しておくね．

羊田　確かにそうだね．説明通りによくなっていくと，本当に感謝される印象だね．

メイ子　なるほど．頑張ってみます．

表3　アトピー性皮膚炎のこどものスキンケア指導の注意点

① 小児では説明は家族に行うが，家族も無責任な周囲の言葉に傷ついたり悩んだりしている場合が多いことを念頭におく．

② ステロイドに関する情報が氾濫し，心配している親が多い．FTUなどで使用量を具体的に示すことが安心につながる．

③ 保湿剤の使用が不十分なことが多い．

④ 医師以外のグループや民間療法に迷っている家族も依然として存在する．

⑤ アトピー性皮膚炎はすべて食物アレルギーで除去食が必要と思っている場合がある．

⑥ 全身投与ではなく局所投与であること，延々と続けなければならないのではないこと，むしろ過少投与でだらだらと続けることで効果も不確実となることの説明が家族に安心感を与える．

（文献2より転載）

ヤギ岡　予測通りによくならないこどもは専門医に紹介してね．難治性のアトピー性皮膚炎の治療を行えるようになるためには，やっぱり専門的な研修が必要だと思うよ．さらに詳しいことは，「アトピー性皮膚炎診療ガイドライン2015」[2]を見て勉強してね．

メイ子　わかりました．また来月お願いします！

まとめ

　小児科の外来診療を行っていると，アトピー性皮膚炎のこどもには高頻度で遭遇する．診断のタイミングや治療法について苦労することも決してめずらしくない．スキンケアの指導とステロイド外用薬使用法の説明はきわめて重要なことをくり返し強調したい．今回はヤギ岡先生と，あえて基本的な事柄について確認した．「ステロイドを漫然と長期間使用するのではなく，重症の症例は専門医へ紹介してください！」という，専門医からのメッセージだと受け取ってほしい．

〈謝辞〉

　症例の写真をご提供いただいた大分大学医学部 地域医療・小児科分野教授 是松聖悟 先生に深謝いたします．

引用文献　1）日本皮膚科学会アトピー性皮膚炎診療ガイドライン作成委員会：アトピー性皮膚炎診療ガイドライン2016年版．日皮会誌，126：121-155，2016
https://www.dermatol.or.jp/uploads/uploads/files/guideline/atopicdermatitis_guideline.pdf　（2018年4月閲覧）

2）「アトピー性皮膚炎診療ガイドライン2015」（片山一朗／監，日本アレルギー学会／アトピー性皮膚炎ガイドライン専門部会／作成），協和企画，2015

3）Drake LA, et al：Guidelines of care for the use of topical glucocorticosteroids. American Academy of Dermatology. J Am Acad Dermatol, 35：615-619, 1996

4）馬場直子：よくある皮膚トラブルへの対応．Gノート，2：350-360，2015

5）村上洋子，他：ステロイド外用薬により副腎機能抑制を呈した乳児アトピー性皮膚炎の2症例．日本小児難治喘息・アレルギー疾患学会誌，11：221-225，2013

◆ アレルギー外来からの一言 ◆

　ステロイドと保湿剤の混合のしかたや，保湿剤とステロイドの重ね塗りのしかたなどには，未だに決まったやり方がありません．そのため，基本的なステロイドの使い方や，湿疹にはステロイドのみを使う，また，首より上はミディアム，首より下はストロングなどシンプルな治療を行うことを心がけています．軟膏を塗るのは意外と手間がかかるため，シンプルな使い方の方が保護者のアドヒアランスが上がるからです．

（小島隆浩）

◆ 家庭医からの一言 ◆

　「アトピーっぽい」という表現，患者さんや保護者に説明する際に使っていませんか？ この曖昧な表現が，保護者を不安させる要因かもしれません．もちろん，第一印象としてアトピーっぽいと感じるのは悪いことではありませんが，診断は根拠を示して保護者に伝えることが必要だということが，今回のディスカッションでは強調されていました．アトピー性皮膚炎をはじめ，こどものアレルギー疾患診療は，日々進歩しています．保護者を不安にさせないためにも，知識のbrush upが特に重要な分野です．まずは，アトピー性皮膚炎におけるスキンケアとステロイド療法の正しい知識を習得しましょう．

（大橋博樹）

第1章 外来でよく出会う疾患・症状に強くなろう！

5 「この子は，喘息ですか？」
~どう答える？ どう診ていく？~

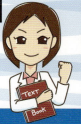

外来終了後のT病院外来奥休憩室．症例検討会終了後のメイ子先生が登場．

メイ子 宮本先生，羊田先生，こんにちは！

羊田 メイ子ちゃん元気そうだね．今日はどんな質問を持ってきたの？

メイ子 今日は小児の気管支喘息について教えてください．

宮本 そうか…．もうすぐヤギ岡の外来も終わると思うが…．

ヤギ岡 お疲れさまでした！おおっ，今日はメイ子ちゃんの来る日か！

羊田 ヤギ岡くん．いいタイミングだね．早速はじめようか．

メイ子 今日はこういう症例です．

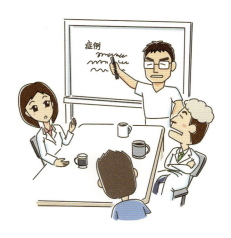

症　例：1歳6カ月　男児
主　訴：発熱，咳嗽，喘鳴
胎生・周生期：特記事項なし
発育・発達歴：正常範囲
既往歴：月齢6カ月時RSウイルス細気管支炎で入院歴あり
現病歴：来院3日前より鼻汁を認め，1日前から38℃台の発熱を認めた．同時期から呼気時喘鳴も出現しクリニックを受診．サルブタモール吸入を施行し喘鳴は軽快した．RSウイルス感染後に同様の経過を2カ月に1回程度反復しているため，今後の治療方針について母親より相談された．

1 乳幼児喘息の診断には，かかりつけ医の継続的な診療が重要！

宮本　とてもよく経験する状況だな．

メイ子　宮本先生はこの子をどう診断していますか？

宮本　俺は「喘息性気管支炎」と伝えているな．

メイ子　その病名も何歳までつけてよいのでしょう…．なんとなく「喘息」と診断することを逃げているようにも思うのですが．

宮本　んっ，今日のメイ子はだいぶ攻撃的だな…．

ヤギ岡　はじめにお断りしますが，小児喘息の診療については本邦の「小児気管支喘息治療・管理ガイドライン2017」[1]（以下：JPGL2017）をベースに行ってくださいね．僕もそうしています．メイ子ちゃんの言う通り，喘息性気管支炎という診断名が安易に用いられてきたことは否めないと思います．

羊田　保護者に「この子は喘息ですか？」と聞かれたときに，「風邪を契機に喘鳴が出現していますから，喘息というより喘息性気管支炎という状態かな」という答え方をしていることはあるね．

宮本　俺もそうしているが…．

ヤギ岡　先生方は喘息性気管支炎を「ウイルス感染に伴う下気道感染により喘鳴を伴った状態」と考えている訳ですよね．日本では一般的な考え方だと思います．

宮本　まずいのか？

ヤギ岡　**乳幼児喘息と診断してもよい状態にもかかわらず喘息性気管支炎と診断し続けて，症状があるときだけの治療を行っているのだとすれば望ましくないでしょうね．**

メイ子　臨床症状で区別がつきますか？

ヤギ岡　臨床症状からの鑑別は難しいですね．JPGL2017では，「5歳以下の反復性喘鳴のうち，明らかな24時間以上続く呼気性喘鳴を3エピソード以上くり返し，β_2刺激薬吸入後呼気性喘鳴や努力性呼吸・酸素飽和度の改善が認められる場合に『乳幼児喘息』と診断する」となっています．

宮本　β_2刺激薬の効果が診断の根拠になるわけだ．

ヤギ岡　実は同ガイドライン2012年版（以下：JPGL2012）の段階で，「反復性喘鳴を3エピソード以上くり返す2歳未満の喘息を広義の乳児喘息」としていました．

メイ子　JPGL2012の時点で宮本先生のように延々と喘息性気管支炎の診断で逃げてはいけなかったわけです．

宮本　メイ子…，喘息について勉強したのはわかったが，他人に厳しくなる必要はないぞ．

羊田　β_2刺激薬吸入の効果が診断の基準に含まれた要因は何かな？

ヤギ岡：乳児期の喘鳴にはさまざまな原因がありますよね．急性細気管支炎や急性鼻副鼻腔炎は急性喘鳴の代表疾患として有名です．また，胃食道逆流症は慢性喘鳴を起こすことが知られています（**表1**）．乳幼児喘息と喘鳴をきたす疾患の鑑別はJPGL2017も参考にしてください．

メイ子　乳幼児は生理的に胃食道逆流を起こしますからね…．

ヤギ岡　**喘息とは「気道が狭窄することによって喘鳴を生じる病態」ですから，気管支拡張作用のあるβ_2刺激薬を吸入して症状が改善することが診断の根拠になる**ことは自然だと思います．

メイ子　JPGL2012までは2歳未満を"乳児喘息"と定義していたんですよね．そして，気道感染の有無にかかわらず反復性喘鳴を3回以上くり返せば，乳児喘

表1 乳幼児喘息の鑑別疾患

	頻度	鑑別疾患	鑑別に有用な症状・特徴
急性喘息	高	急性鼻副鼻腔炎	覚醒時・昼間の咳嗽
		気管支炎・肺炎	発熱・湿性咳嗽
		急性細気管支炎	発熱・鼻閉，鼻汁，哺乳力低下（1歳未満に多い）
	低	食物アレルギーなどによるアナフィラキシー	全身性に複数の臓器（皮膚，粘膜，呼吸器，消化器，循環器など）にアレルギー症状が出現
		気道異物	突然の咳嗽，豆類などの摂取歴の問診と聴診（3歳未満に多い）
	稀	腫瘍による気道圧迫（縦隔腫瘍など）	胸痛，肩痛，ときに嚥下障害体位による症状の変化
反復性喘息	高	慢性鼻副鼻腔炎	慢性咳嗽，後鼻漏
		胃食道逆流症	昼間の活動中の乾性咳嗽，夜間や臥位での咳き込み
		慢性肺疾患（新生児期の呼吸障害後）	問診による早産児，低出生体重児の既往，乳児期早期の喘鳴
	低	気管・気管支軟化症	乳児期早期の喘鳴，くり返す肺炎，チアノーゼ/窒息発作
		先天異常による気道狭窄（血管輪や腫瘍など）	乳児期早期の喘鳴
	稀	閉塞性細気管支炎	膠原病，臓器移植，造血幹細胞移植の既往
		気管支拡張症	慢性咳嗽，喀痰，血痰，胸痛
		先天性免疫不全症（反復性呼吸器感染）	発熱，易感染
		心不全	動悸，浮腫，尿量減少

（文献1を参考に作成）

息と診断し早めの治療を提唱していました．

ヤギ岡 メイ子ちゃんよく勉強したね！JPGL2012では，ウイルス感染や環境要因などによって喘鳴をくり返す乳幼児期の「反応性気道疾患（reactive airway disease：RAD）」などを広義の乳児喘息と診断したから，一部に過剰治療の危険性が指摘されていたのです．

宮本 今は2歳未満が乳児ではないのか？

ヤギ岡 2歳未満の喘息と2歳から5歳までの喘息の差異を示すエビデンスが乏しいので，JPGL2017では5歳以下を"乳幼児喘息"と規定しています．

メイ子 ヤギ岡先生，本症例をまとめてください．

ヤギ岡 β_2刺激薬吸入で改善を認める呼気時喘鳴を3エピソード以上反復して

いるので，乳幼児喘息と診断して治療してもよい状況でしょうね．診断のフローチャートを図1に，乳幼児IgE関連喘息の診断に有用な所見を表2に示し

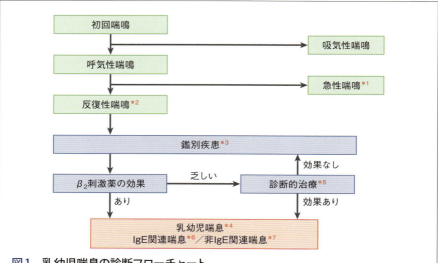

図1　乳幼児喘息の診断フローチャート

＊1：急性喘鳴：ウイルスや細菌感染などによる単発の喘鳴エピソードを指す．
＊2：反復性喘鳴：持続する喘鳴エピソードが受診までに複数回くり返される喘鳴を指す．
＊3：鑑別疾患：JPGL2017 表9-3，表9-4 (a)，(b) 参照★
＊4：乳幼児喘息：5歳以下の反復性喘鳴のうち，明らかな24時間以上続く呼気性喘鳴を3エピソード以上くり返し，β_2刺激薬吸入後に呼気性喘鳴や努力性呼吸・SpO_2の改善が認められる場合を「乳幼児喘息」と診断する．さらに，乳幼児は学童期以降と比較して解剖学的・生理学的に異なるため，β_2刺激薬に反応が乏しいものの呼気性喘鳴を認める症例に対しては，「診断的治療」を用いて「乳幼児喘息」と診断できる．
＊5：診断的治療：「β_2刺激薬の効果」を認めない反復性喘鳴に対して，重症度に応じた長期管理薬を1カ月間投与し，喘鳴がコントロールできた時点で投与を中止して経過観察をし，増悪した場合には投与を再開して喘鳴コントロールの可否を判断することである．治療を実施している間は症状がなく，中止している間に症状が再燃する場合を「乳幼児喘息」と判断する．長期管理薬使用時，中止時も症状が変わらない場合，喘息はむしろ否定的と判断し，再度鑑別が必要となる．
＊6：IgE関連喘息（アレルゲン誘発性喘息／アトピー型喘息）：乳幼児喘息のうち，「乳幼児IgE関連喘息の診断に有用な所見（JPGL2017 表9-2★★）」を満たす場合をいう．
＊7：非IgE関連喘息（ウイルス誘発性喘息など）：乳幼児喘息のうち，「乳幼児IgE関連喘息の診断に有用な所見（JPGL2017 表9-2★★）」を満たさない場合をいい，RADの占める割合が多い．

（文献1 p.169より転載）
★　　本稿表1参照
★★　本稿表2参照

ますね.

宮本　乳幼児 IgE 関連喘息？

ヤギ岡　簡単に言えば「アレルギー体質が発症に関与していると推測される乳幼児喘息」のことですね. 詳細は JPGL2017 を読んでください.

宮本　うーん. 診療ガイドラインの診断基準も変わっていくのだな…. ついていけない部分が多い.

ヤギ岡　ガイドラインでは, その変遷も含めてよく説明してありますよ. 諦めないでくださいね.

▶ 乳幼児喘息の診断のポイント

β_2 刺激薬により喘息が改善することが, 診断の根拠となる.

羊田　クリニックでは,「お子さんは乳幼児喘息です！」と言い切ってしまう不安は確かにあるよね. 近所の小児科に通院している子がたまたま僕のクリニックを受診したときに, 症状と経過から「乳幼児喘息と診断してよいと思いますよ！」と伝えたら「喘息と言われたことはありません！ 喘息性気管支炎と言われています！」と怒られたこともあるから. 宮本の気持ちもわかるな.

ヤギ岡　これは継続的に診療をしている主治医（かかりつけ医）の役割がすごく大きいと思っています.「**喘鳴を起こし, β_2 刺激薬吸入で改善する**」という状況を診察室で何回も経験することによって,「**この子は乳幼児喘息ですね**」という共通認識をつくり上げていく感覚が重要です. 呼吸器疾患の子を定期で診察していない宮本先生に診断は難しいようにも思います. 僕もはじめて会った患者さんを「乳幼児喘息」と診断するときには, 少し気を遣いますから. 逃げ

表2　乳幼児 IgE 関連喘息の診断に有用な所見

- 両親の少なくともどちらかに医師に診断された喘息（既往を含む）がある.
- 患児に医師の診断によるアトピー性皮膚炎（既往を含む）がある.
- 患児に吸入アレルゲンに対する特異的 IgE 抗体が検出される.
- 家族や患児に高 IgE 血症が存在する（血清総 IgE 値は年齢を考慮した判定が必要である）.
- 喀痰中に好酸球やクレオラ体が存在する（鼻汁中好酸球, 末梢血好酸球の増多は参考にする）.
- 気道感染がないと思われるときに呼気性喘鳴を来したことがある.

（文献 1 p.169 より転載）

ているというだけではないですよね.

宮本　今日のヤギ岡は感じがいいな….

メイ子　喘息の診断には私たちかかりつけ医が重要である！ ということは実感します. これからも頑張っていきますね.

2　発作時の対応と急性増悪の評価のしかたを保護者に説明せよ！

宮本　この子を乳幼児喘息と診断したところで, 次のテーマは発作への対応と長期管理になるのかな？

ヤギ岡　発作（急性増悪）への対応についてはJPGL2017に詳細な説明があります.

メイ子　対応のポイントとしてはどのようなことがありますか？

ヤギ岡　家庭での対応が重視されているので, よく保護者に発作時の対応（喘鳴出現時には速やかにβ_2刺激薬を吸入してよいが, 短時間で反復を必要とする場合や, 1日3回以上吸入する場合には受診をすること）について説明しておくことが重要だね. それからステロイド全身投与についてはより慎重な使用を提唱している.

メイ子　全身投与の量も改定されましたよね.

ヤギ岡　そう. 従来本邦のガイドラインでは, ステロイド全身投与の量が海外のガイドラインに比べて多かった. JPGL2017では, メチルプレドニゾロンで1回0.5～1 mgを6～12時間ごととなっています（**表3**）. つまり, 1日1～4 mg/kgを2～4回に分けて投与することになるよね. でも, 僕の意見としては1日4 mgでは多すぎる. 経験上, 1回0.5 mg/kgを2回投与がいいと思っているけどね.

宮本　ガイドライン改定のたびに少しずつ減量していくのかな？

ヤギ岡　そうかもしれませんね.

羊田　ヒドロコルチゾンは作用時間が短いから少し投与量が増えるよね？

ヤギ岡　ガイドライン上はそうですね. ただ喘息の急性増悪時にはヒドロコルチゾンよりも, 作用の持続時間が長いメチルプレドニゾロンを用いる方が適して

第1章 -5

表3　全身性ステロイド薬の投与方法

A）静脈内

	初回投与量	定期投与量
ヒドロコルチゾン	5 mg/kg	5 mg/kg 6〜8時間ごと
プレドニゾロン もしくは メチルプレドニゾロン	0.5〜1 mg/kg	0.5〜1 mg/kg 6〜12時間ごと

最大投与量：PSL換算 60 mg/日

B）経口

		定期投与量
プレドニゾロン		1〜2 mg/kg/日 （分1〜3）
デキサメタゾン ベタメタゾン		0.05〜0.1 mg/kg/日 （分1〜2）

最大投与量：PSL換算 60 mg/日

・静脈内投与と経口投与で効果に差はない.
・全身性ステロイド薬の投与期間は3〜5日間を目安とし漫然と投与しないこと
・投与期間が7日以内であれば中止にあたって漸減の必要はない.
〈静脈内投与方法〉原則，数分間かけて静注または30分程度で点滴静注
〈注意点〉
・ヒドロコルチゾン：ミネラルコルチコイド作用もあるため，数日以内の使用に
　留めること.
・静脈投与で稀に即時型アレルギー反応が誘発されることがある.
・外来での使用は1カ月に3日間程度，1年間に数回程度とする. これを超える
　には，小児の喘息治療に精通した医師に紹介する.

（文献1 p.154より転載）

いると思います.「**喘息にはメチルプレドニゾロン**」と覚えてください！

メイ子　RSウイルス感染に代表される，気道感染に伴う喘鳴に対してステロイ
ドの全身投与はしていますか？

ヤギ岡　無効であるという報告が多く，僕は使っていない.

宮本　もう10年以上アミノフィリンは使っていないが….

ヤギ岡　宮本先生はてんかん専門医だからそうでしょうね. それでいいと思いま
す. ごく一部の特殊な症例以外では用いない方がいいと思います. クリニック
や一般病院で選択されるケースは考えにくいです.

メイ子　私のクリニックでは**早期にβ₂刺激薬吸入を行い，効果が乏しければ反**

67

復投与します．酸素投与が必要な場合には吸入しながら転院先を探す方針にしていますが….

ヤギ岡 それでいいよ！ とっても適切だと思う．

> ▶ **喘息発作への対応のポイント**
> - 家庭での対応を保護者に説明しよう．
> - 全身ステロイドの投与量には要注意．

宮本 長期管理はどうすればいい？

ヤギ岡 これもJPGL2017からの引用ですが，長期管理の進め方を**図2**に示します．それからステップの目安と5歳以下の薬物療法プランを**表4，5**に示しますね．やはりJPGL2017に沿った治療が基本となりますので，よく参考にしてください．

宮本 これは俺の知識とあまり変わらないかな….

メイ子 評価・調整・治療のサイクルがとても重要ですよね．低用量吸入ステロイド（inhaled corticosteroid：ICS）の導入は早めと考えていいですか？

ヤギ岡 今はそう考えていいと思うよ．

宮本 俺が若い頃は「気道リモデリング」についての議論が盛んで，「リモデリングの予防のために早期のICS導入が望ましい」と言われていた．ICSはリモデリング予防のためと考えてよいのかな？

ヤギ岡 気道リモデリングについては，小児期から認めることは示されています．ただ，非侵襲的な検査ではないので，長期予後との関連などは不明な部分が多いのですよ．だから気道リモデリング予防のために早期にICSを導入するという考え方はとらなくていいと思います．早期介入が喘息の発症・進展を予防する研究結果も得られていません．**患児と保護者のQOLを向上させるために早期にICSを導入するという考え方で大丈夫です**．

宮本 あまり年齢が低いとネブライザーを使用しないと吸入は難しいよな？ 今回のメイ子の症例は1歳半だからネブライザーを購入してもらい，吸入液を使用するのがよいか？

羊田 いや，吸入補助具（スペーサー）を用いれば大丈夫だよ．きっちりと指導すると幼児でも上手に使える．この症例は1歳半だから指導のしかたによって

68　小児科医宮本先生、ちょっと教えてください！

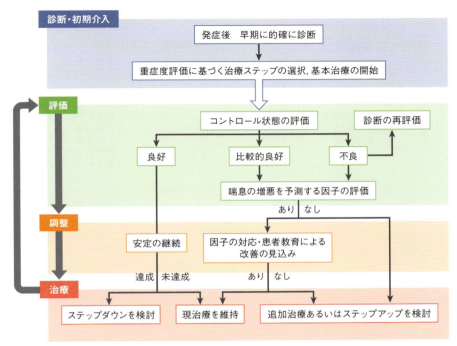

図2 コントロール状態による長期管理の進め方
（文献1 p.124より転載）

表4 長期管理薬未使用患者の重症度評価と治療ステップの目安

重症度	間欠型	軽症持続型	中等症持続型	重症持続型
症状の頻度と程度	軽い症状（数回/年） 短時間作用性β₂刺激薬頓用で短期間に改善する	1回/月以上 時に呼吸困難．日常生活障害は少ない	1回/週以上 時に中・大発作となり日常生活が障害される	毎日 週に1～2回大・中発作となり日常生活が障害される
開始する治療ステップ	治療ステップ1	治療ステップ2	治療ステップ3	治療ステップ4

（文献1 p.124より転載）

はスペーサーで吸入できると思うよ．ヤギ岡くんはどのスペーサーを使っているの？

ヤギ岡 JPGL2017では数種類のスペーサーを推奨していますが，僕はボアテッ

表5　小児喘息の長期管理に関する薬物療法プラン（5歳以下）

治療ステップ		治療ステップ1	治療ステップ2	治療ステップ3[*2]	治療ステップ4[*2]
長期薬物治療	基本治療	発作の強度に応じた薬物療法	下記のいずれかを使用 ▶LTRA[*1] ▶低用量ICS ▶DSCG	▶中用量ICS	▶高用量ICS （LTRAの併用も可）
	追加治療	下記のいずれかを使用 ▶LTRA[*1] ▶DSCG	▶上記治療薬を2つ，もしくは3つを併用	上記にLTRAを併用	以下を考慮 ▶高用量ICS＋β_2刺激薬（貼付） ▶ICSのさらなる増量 ▶全身性ステロイド薬

短期追加治療	貼付薬もしくは経口薬のβ_2刺激薬（数日から2週間以内）
	コントロール状態が改善したら中止する．改善が不十分ならばステップアップを考慮する．

発作治療	▶SABA頓用〔改善しない場合は急性増悪（発作）への対応（JPGL2017 第8章）を参照〕

LTRA：ロイコトリエン受容体拮抗薬　　　DSCG：クロモグリク酸ナトリウム　　　ICS：吸入ステロイド薬
SABA：短時間作用性吸入β_2刺激薬

追加治療　　　：基本治療によってコントロール状態が改善したものの十分なコントロールが得られない場合に1カ月以上の継続治療として考慮する治療．追加治療でも十分なコントロールが得られない場合はステップアップを行う．

短期追加治療：長期管理中に感冒や季節性の変動などで一過性のコントロール悪化が認められた場合に2週間以内で追加する治療．喘鳴や呼気延長など，明らかな急性増悪（発作）の所見はないが，運動，啼泣の後や起床時などに認められる一過性の咳嗽，覚醒するほどではない夜間の咳き込みなどが認められるときに併用し，コントロール状態が改善したら速やかに中止する．2週間以上必要である場合には，追加治療やステップアップを行う．

＊1：小児喘息に適用のあるその他の経口抗アレルギー薬（Th2サイトカイン阻害薬など）を含む．
＊2：治療ステップ3以降の治療でコントロール困難な場合は小児の喘息治療に精通した医師の管理下での治療が望ましい．

なお，5歳以上ではSFC（サルメテロール・フルチカゾン配合剤）も保険適用がある（治療ステップ，投与量はJPGL2017 表7-10を参照）．

吸入ステロイド薬の用量の目安（μg/日）

	低用量	中用量	高用量
FP，BDP，CIC	～100	～200	～400
BUD	～200	～400	～800
BIS	～250	～500	～1,000

FP：フルチカゾン
BDP：ベクロメタゾン
CIC：シクレソニド
BUD：ブデソニド
BIS：ブデソニド吸入懸濁液

（文献1 p.129より転載）

クス®を使っていることが多いですね．換気バルブの開閉が観察しやすく吸入を確認することができます．

メイ子 スペーサーを用いることで，急性増悪時のβ_2刺激薬吸入を自宅で早期に行うことも可能ですよね．

ヤギ岡 複数のβ_2刺激薬が加圧噴霧式定量吸入器（pMDI）として発売されているから，スペーサーを用いてICSを行っている患児では，急性増悪時のβ_2刺激薬吸入も可能だよ．喘息の病態を考えれば早期にβ_2刺激薬吸入を行うことが望ましいと思っているので，指導としてはいいと思うけれど．

宮本 **急性増悪の程度を保護者にしっかりと評価してもらうことと，医療機関受診のタイミングが遅れないようにしっかりと指導することは重要だな．**

ヤギ岡 宮本先生の言う通りですね．**手元に急性増悪時の初期治療薬があると，どうしても頼りがちになる保護者が多いですから．**自宅で使用してよいのは1日3回までと伝えています．

宮本 ICSの長期的な副作用はどう考えればいい？ やはり身長について聞かれることが多いが…．

ヤギ岡 有名なCAMP studyでは，5〜13歳の軽症から中等症の喘息児943人を対象にブデソニド（BUD）400 μg/日連続投与を平均4.3年行った後，成人年齢での身長をコントロール群と比較しています．BUD投与群で平均1.2 cm（男子0.8 cm，女子1.6 cm）低いとの結果を示しています[2]．

宮本 やはりある程度最終身長に与える影響はあるということだな．

ヤギ岡 宮本先生のように身長184 cmの人にはあまり影響ないですかね．僕のように身長170 cmだと169 cmか170 cmかは大きな問題ですから…．

メイ子 でも朝と夕方では1〜2 cm身長も変わる場合もあるみたいですよ．宇宙空間では5 cm身長が伸びると言いますし，男子の平均で0.8 cmなら誤差範囲のような気もします．私自身はもう少し身長が低くて肩幅が狭ければ，もっとかわいい服が…．

羊田 まあまあ…．個人の考え方にもよるよね．大事なのは影響を与えうることを理解したうえで適応を決めることだと思う．

ヤギ岡 さっきメイ子ちゃんも言ったように，評価・調整・治療のサイクルのなかで漫然と中用量以上のICSを継続しないこと！ 適切なステップダウンを心がけましょう．

▶ 長期管理のポイント

- ICSの早期導入と適切なステップダウンを.
- 保護者が急性増悪の程度をしっかり評価できるように指導しよう.

メイ子 先生方! どうもありがとうございました! 喘息については自分なりに勉強したのですが,皆さんの経験談を聞けて勉強になりました.また来月もいろいろ教えてください.

まとめ

　　自分自身は現在乳幼児喘息の外来フォローを行っていない.JPGL2017の内容をもとに皆からいろいろ教わったが,自分が若い頃に学習した内容とは隔世の感がある.JPGL2017でも「患者教育,吸入指導」に多くのページが割かれており,イラストを使用した説明や患児を褒めるコメントなども具体的に記されている.この医療者と患者の間合いは,長期フォローが必要な慢性疾患診療においては共通して重要である.これは常々家庭医の得意分野であると感じており,家庭医の先生方にぜひ実力を発揮してほしいと考えている.

引用文献　1)「小児気管支喘息治療・管理ガイドライン2017」(荒川浩一,ほか/監.日本小児アレルギー学会/作成),協和企画,2017

2) Kelly HW, et al：Effect of inhaled glucocorticoids in childhood on adult height. N Engl J Med, 367：904-912, 2012

◆ アレルギー外来からの一言 ◆

　保護者の心配を恐れて喘息の診断を伝えづらいことも多いと思います.

　その保護者の心配を取り除くことがとても大切です. そのために長期管理のゴールや目標の確認を大事にしています. また喘息の治療では長期の投薬を行うため副作用に関しても忘れずに話をするようにしています. これらをしっかり行えれば保護者の心配も少なくなり, コンプライアンスもよくなります. また, 本稿で解説した流れに沿って診断できるようになれば, 自信をもって診断を伝えやすくなるのではないでしょうか？

　それでも診断に悩むことがあると思います. アレルギー外来の僕らも悩むことは多くあります, そのようなときは基本に立ち返り常に鑑別疾患を思い返すようにしています.

（小島隆浩）

◆ 家庭医からの一言 ◆

　正しく喘息を診断して, はっきり伝える, そしてきちんと治療して, 的確にステップダウンする. これが喘息治療で最も大切なことだと感じています. どうしても「喘息」というと保護者の世代では「治らない病気」「スポーツができない」などのイメージが付きまといます. 吸入ステロイド治療が主流になったのが20年程前であることを考えると無理もないと思います. それを避けるために, 曖昧な声かけをすることは決してこどものためになりません. 現在では喘息は十分コントロールできる病気になりました. しっかり定期フォローをすること, そして十分な改善が確認できたらしっかりステップダウンすることで, 保護者の安心も得られるのではないでしょうか.

（大橋博樹）

第1章　外来でよく出会う疾患・症状に強くなろう！

6 急性胃腸炎，保護者への指導はどうする？

〜水分摂取のタイミングは？ 食事再開はいつから・何を？〜

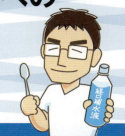

　　T病院外来奥の休憩室．今週は羊田先生の外来は休診．宮本先生とメイ子先生の会話

メイ子　宮本先生．こどもの主訴のなかで嘔吐や下痢の頻度は高いですよね？

宮本　季節性があるのが特徴だと思うが，発熱・上気道炎症状と並ぶ頻度の高い主訴だな．俺がつける診断も「急性胃腸炎」は「急性上気道炎」の次に多いぞ．

メイ子　宮本先生だから正直に言うのですが，急性胃腸炎の指導でいつも迷っています．

宮本　どのように迷っている？

メイ子　水分摂取のタイミングや食事を与えてよいかどうかです．特に「小児急性胃腸炎診療ガイドライン2017年版」（以下：GL2017）では，"長時間の食事制限は推奨されない"となっています[1]．ただ，具体的にどう保護者へ指導すればいいのかわからなくて…．

宮本　なるほど，確かに難しいところだな．

メイ子　宮本先生は具体的にどのようにしているのですか？

1 「嘔吐＝胃腸炎」と安易に考えてはダメ！

宮本　まず，胃腸炎を疑う症状として，嘔吐，下痢，腹痛があるよな．

メイ子　はい．とても多いですよね．

74　小児科医宮本先生、ちょっと教えてください！

宮本 ただ，これらの主訴は胃腸炎だけにみられるわけではないだろう？ ほかにも多くの疾患が鑑別にあがるはずだ．

メイ子 それはそうですね．

宮本 これまでの経験上，こどもの主訴としては嘔吐が下痢よりも多い印象をもっている．

メイ子 私のクリニックでもそうです．

宮本 嘔吐と下痢が同時にみられていれば，胃腸炎の可能性がきわめて高い．だから，その重症度の判断をして治療行為に移ればよいだろう．ただ，**嘔吐だけが主訴の場合には，安易に胃腸炎と診断するのは避けた方がいい**．多くの鑑別疾患をあげて慎重に診断することが重要だ．

メイ子 確かにそうですね．保護者から「保育園で胃腸炎が流行っています！」などと言われると，そのまま「では保育園でもらってしまったのかしら！」などと言ってしまうことが多いです．

宮本 もちろん頻度としては胃腸炎の確率が最も高いとは思う．原因ウイルスによっては嘔吐に比べると下痢が目立たないことも多いからな．ただ，嘔吐のみのこどもの診療では，胃腸炎だと思っていたら想定外の経過で慌てたことが少なくない．メイ子も気をつけてくれ．

メイ子 わかりました．気をつけます．

2 経口補水療法と食事再開を具体的に伝えよ！

宮本 胃腸炎と診断した後についてはGL2017をよく参考にすればいいと思うぞ．

メイ子 もう少し具体的に指導内容をお願いします．

宮本 脱水症の危険が育児書などに書いてあるために，嘔吐・下痢がみられる子は早いタイミングで受診することが多いようだ．そのため，脱水症状はないか軽度のことが多い．ほとんどの場合は経口補水療法の適応になるだろう．

メイ子 経口補水療法は経口補水液を少量かつ頻回という指導でよいですか？

宮本 俺もそうしている．**市販の経口補水液を買って，「5分ごとにスプーン1杯」とか「10分ごとに猪口1杯」という指導**だな．保護者の負担を考えると後者の方が優しい気がする．

メイ子　制吐薬は使っていますか？ GL2017では積極的な推奨はされていませんが….

宮本　使っていることが多いな．嘔吐は母児ともに心理的負担が大きいし，保護者の負担を考えれば嘔吐の数は少ないに越したことはないからな．**副作用に注意して用法用量を守るのは（制吐薬に限らず）重要だが，俺は制吐薬のメリットは大きいと感じている．**

メイ子　やはり食事は早期の再開を推奨しているのですか？

宮本　いや，俺はしていない．

メイ子　えっ，長時間の食事制限は推奨しないとGL2017に書いてありますよ．

宮本　GL2017の解説をよく読んでくれ．この根拠となっている2011年のコクランレビュー[2]は「10歳未満の急性下痢症の小児」を対象としている．俺たちがよく経験する「嘔吐はあるが下痢のない症例」は含まれていないのさ．そして，本論文における母乳や食事を開始したのが遅い群（late refeeding：LR群）は「脱水補正後12時間以降に開始」となっている．空腹を訴えるこどもに，食事を12時間以上我慢させるのはかなり大変だぞ．

メイ子　確かにそうですね．

宮本　俺は次のように指導している．「経口補水液を少量ずつ・頻回に与えてください．吐き気がひどい場合には制吐薬の坐薬を使用してもいいですよ．ゆっくりとでも水分の補給ができると，嘔気が軽快し排尿がみられるようになります．そのような状態になったら，少しずつ1回の水分量を増やしてください．その時点で空腹を訴えることもありますが，経験的に次の食事は与えない方がよいと思います．つまり，空腹を訴えたのが午前中ならば昼食は我慢して夕食から，午後ならば夕食は我慢して翌日の朝食から，消化のよい食事を与えてください」

メイ子　うーん….宮本先生の指導に従えば，たしかに12時間以上は絶食をさせずにすむわけですね．

宮本　そう，だから俺の指導はLR群を生み出していることにはならないはずだ．

メイ子　でもGL2017では，食事の内容は「年齢に応じた通常の食事でよい」となっていますよ．

宮本　保護者によっては「通常の」の受け取り方がいろいろだからな．「この子

はラーメンが大好きで，昼食は毎日ラーメンを食べているのです」という母親にとっては，「通常の昼食」はラーメンのことになる．ただ，下痢・嘔吐のこどもにラーメンを食べさせるべきか否かは，エビデンスの有無でなく常識的に判断すべきだと思う．だから，**あえて「消化のよい」と伝えるようにしている**．

メイ子 「通常でいいですよ」と伝えたときに，医者が想像した食事内容になるかわからないということですね．わかってきました．

> ▶ **保護者への指導のポイント**
> - 経口補水液を少量ずつ，頻回に．
> - 吐き気があれば制吐薬の坐薬を使ってよい．
> - 空腹を訴えた直後の食事は摂らず，次の食事から再開．食事内容は「消化のよいもの」と伝える．

3 "食事の早期再開"の本来の意味するところ

メイ子 なんだか宮本先生はGL2017に従っていないような印象をもったのですが，詳しく聞くとそうでもないのですね．

宮本 俺の行っている指導は一般的なものだと思うぞ．そして，GL2017にも反していないはずだ．ただ，GL2017以降「食事は早くはじめるほどよい！」と指導している若い医師が多いように感じている．彼らから見ると俺の指導は古典的に聞こえるかもしれない．しかし，**GL2017で定義する「早期」の内容は確認する必要があるし，「早くはじめるほどよい」とは書いていない**ので，注意してほしいと思っている．

メイ子 よく読むと，「長期間の食事制限にはメリットがなく，体重回復を遅らせる可能性もある」と書いてあるのですね．あえて長期間の食事制限が取り上げられているのはどういう理由ですか？

宮本 俺が医者になった20年前には，胃腸炎で入院するこどもに対して「長期間の禁飲食と入院」「薄めたミルクで哺乳開始」が標準的な治療だったのさ．GL2017は「そういった従来の慣習を改めてください」というメッセージが強いように感じる．一方でメイ子のように昔の治療を知らない若い医師は，「可及的すみやかに普通の食事をはじめるべき！」と受け取ってしまうのかもしれない．

メイ子 従来の誤った常識を改めることが目的だと….

宮本 従来の常識が誤っていたと断言するのはどうかと思うぞ．コレラが流行していた時代や衛生環境が悪かった時代には，当然現在とは違った治療が必要だったはずだからな．GL2017はあくまでも2017年時点の日本での診療ガイドラインだ．どの時代・どの地域でも使える万能なものではないだろう．そもそも，俺は現代の知識で過去の慣習を裁くのは傲慢だと思う．

メイ子 そうですね．すみませんでした．

宮本 **ガイドラインは絶対なものではなく，定期的に改訂されていく．臨床医はガイドラインを参考にしつつ，目の前の患者さんに最適と思われる医療を行っていくことが重要だ．**もちろん，胃腸炎以外のガイドラインにも同様のことが言えると思うぞ．

メイ子 よくわかりました．明日から少し自信をもって説明できそうです．ありがとうございました．

引用文献　1)「小児急性胃腸炎診療ガイドライン2017年版」(日本小児救急医学会診療ガイドライン作成委員会／編)，2017
　　　　　　2) Gregorio GV, et al：Early versus Delayed Refeeding for Children with Acute Diarrhoea. Cochrane Database Syst Rev, (7)：CD007296, 2011

Column

エビデンスの先にあるもの

　EBM（evidence based medicine）という言葉を，今では患者さんの多くが知っているようです．「根拠に基づく医療」ということですが，日本語の「根拠」を超える意味を含むために，英語で「evidence（エビデンス）」と言う医師が多いと思います．近年各疾患向けに作成される診療ガイドラインでもエビデンスレベルという表現が必ずなされていますよね．医療の標準化と医療費抑制に大いに貢献しているのでしょう．

　最近の若手医師（私の周りの…と断らねばなりませんが），とりわけ若手の家庭医の先生はエビデンスの収集に熱心な印象です．回診の際に「なぜこの治療法にしたのか？」と聞くと，すぐに「エビデンスが（または，ガイドラインに）ありますよ！」と答えてくれます．そんなときに私は意地悪く「それで？」と聞くようにしているのです．

　「エビデンスがあるから（ガイドラインにあるから）この治療をしました」と言えば確かに間違いではないし誰にも責められることはないでしょう．でも「この患者さんにとってそれが最善か？」という自問を必ずしてほしいのです．そして「最後は主治医である自分が判断した！」とコメントが入れば満点をあげます！医師の仕事は判断をし，（患者さんと相談しつつ）決定することです．

　真剣に調べ，真剣に決定したことであれば，エビデンスがあるがやらない！でもエビデンスはないけれどもやる！でもよいと考えています．

　昔研修した国立センターの指導医には，「エビデンスがあるものはすでに先端医療ではない」「ここは今までの医療で診断や治療ができなかった患者さんに対するセンターだから，エビデンスの有無は気にしなくてもいい」と教わりました．今になって指導医の強い覚悟とプライドの高さに気づき，改めて「敵わないな…」と苦笑いをしています．

　診療の場はどこであれ，医療は，突き詰めれば究極的に「個」の問題だと感じます．「明日甲子園で投げられれば腕が折れてもいい！」という高校球児に，「あの山に登れたら死んでもいい！」という登山家に，医師として人間としてどう対応するか？過去の論文にもガイドラインにも書いていないはずです．逃げずに向き合う覚悟をもちたいと思いますし，若い後輩にも伝えていきたいと考えています．

第1章　外来でよく出会う疾患・症状に強くなろう！

7 持続する発熱
~検査する？　どう説明する？~

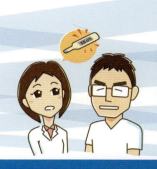

　　　T病院外来奥の休憩室．今週は羊田先生の外来は休診．宮本先生とメイ子先生の会話．

メイ子　宮本先生．小児科を受診するこどもの主訴は，発熱が最も多いですよね？

宮本　経験的にはそうだろうな．

メイ子　熱が続くこどもの対応で悩んでいるのですが…．例えば咳や鼻汁などの感冒症状に発熱を合併した子を診察しますよね．対症療法の薬を処方して経過観察をしたとします．

宮本　普通の対応だと思うぞ．

メイ子　数日後再診に来て，まだ熱が続いているような場合どう対応していますか？

宮本　メイ子…．それはケースバイケースだろ．

メイ子　やっぱり，そう言われますよね…．どんな基準で血液検査をしているとか，レントゲン検査をしているとか，入院や紹介を考えているとか，そういうことを教えてほしかったのに…．

宮本　うーん…．メイ子の好きなエビデンスについては調べるといろいろ出てくると思う．何％の可能性で菌血症を合併している…とか．でも聞きたいのはそういうことではない訳だよな？

メイ子　はい．再診でも検査は必要ないと判断しても，保護者に「本当に大丈夫

ですか？」と言われたり…．どうやったら理解してもらえるのでしょうか？

宮本 なるほど．説明するけれど納得してもらえないということか．

メイ子 結果的に不要な検査をしてしまっている気がするのです．宮本先生なりのスタイルなどがありますか？

宮本 わかった．では俺なりの考え方を説明するな．

メイ子 はい！ ぜひお願いします．

1　風邪は初診時の説明が重要！

宮本 俺はそのこどもが再診に来たときではなく，**初診のときの説明が重要**だと思っている．どんな説明をした？

メイ子 「熱が高いけれど，喉も赤くて風邪の症状もはっきり出ています．いわゆる風邪ですね．鎮咳・去痰薬と解熱鎮痛薬を出しておきますから，自宅で安静にしていてください」という感じですが…．普通ですよね？

宮本 全く普通だと思う．そして3〜4日分の薬を出しておくと，薬を飲み切った頃には症状が改善しているこどもが多いだろう．

メイ子 そうですね．そしてそういうこどもは再診に来ないことが多いです．

宮本 俺はもう少し追加で説明しておくとよいと思っている．

メイ子 何を説明するのですか？

宮本 簡単に言えば**「現時点で自分がこどもに対してどんな予測を立てているか」**だな．

メイ子 具体的に教えてください．

宮本 「今は喉が真っ赤です．この喉だと今晩や明日に熱が下がるという期待はしないでください．今晩はもしかしたらもっと高い熱になる可能性もあります．でも，それは想定の範囲内ですから，熱が40℃を超えたからといって夜間の急病センターに駆け込まないでいいですよ！」という感じかな．現状ではもっと悪くなる可能性があることを伝えておく．

メイ子 なるほど．

宮本 「通常風邪による熱は3〜4日で改善してくることが多いです．今日は4日分薬を出しますから，薬がなくなる頃にもう一度受診してください．もしも，

81

全く症状がなくなっていれば受診に来なくても大丈夫ですよ」とも付け加えるとよいだろう.

メイ子 回復に向かう目安を説明しておくわけですね.

宮本 そういうこと.「もしこの薬がなくなるまでに, ぐったりして反応が乏しい, ずっとうとうとしている, 水分も摂らない, けいれんを起こしてしまった, などの症状が起こった場合には, 私が想像している経過から外れた場合です. 至急再診してもらう必要があるし, 夜間であれば急病センターを受診してください」とも伝えておくとよいだろう.

メイ子 緊急対応が必要な場合について, 細かく説明しておくのですね.

宮本 そういうこと. 例えば, 4日後に熱が続いていると再診に来た場合でも, 今説明したような緊急事態にはなっていないはずだよ. だからそのときは, 冷静に次の方針を決めればよい.

2 長引く発熱, 検査適応の説明は自信をもって行うべし！

メイ子 話の流れはよくわかりました. では再診のときの方針は….

宮本 徐々に元気がなくなってきているし, 呼吸も荒くなっている！ という場合は, 入院も選択肢に入れて各種の検査を行う必要がある.

メイ子 それはわかります. ただ迷うのは「きっと風邪が長引いているだけで, もう1～2日様子をみると治ってくるのだろうな…」という場合です. 保護者は心配しているし, わたしも「大丈夫！」と言い切る自信はないし….

宮本 メイ子が今言ったことをそのまま素直に伝えたらどうだ？

メイ子 大丈夫と言い切れないから検査をしましょう！ というのが今の流れなのです. なので, 不要な検査をしてしまっているのではないかと.

宮本 なるほど. 俺は「風邪の症状が長引いているのだと思います. それでも本人の元気はあるし, 水分も摂れていますから, まだ前回お話した想定の範囲内ではあります. 喉の赤さも軽減しているので, もう1～2日様子を見ると解熱してくる可能性が高いです. 後輩の若い医者には, 熱が4～5日続いたら念のため検査を行うように指導しているのですが, 今回はもう少し様子をみませんか？ もしも熱が1週間続いてしまった場合には検査を必ず行います. 急に状態が悪くなった場合にはすぐに受診してくださいね. きっと大丈夫だと思います

よ！」と説明している．**ポジティブに説明しながら最悪の状況での対応に触れておくということだ**．

メイ子 経験が少ないので，私自身も不安なのです…．

宮本 メイ子自身が不安に思っているのであれば，保護者の説得なんて上手くいかないぜ．そして，メイ子が不安に思うのであればしっかりと検査をするべきだと思う．「不要な検査を行わない」という心がけは立派だが，「必要な検査を行わない」ことでこどもに不利益を与えては本末転倒だ．そうやって，検査をくり返しているうちに，検査の適応がはっきりしてくると思うぞ．自信をもって説明できるようになると，同じ内容を話しても理解が得られるものだ．

メイ子 そうか…．説明がうまくいかないのは私自身が不安に思っていることが理由ですね．納得しました．そのほか，注意しておくべきポイントはありますか？

宮本 感染症以外にも発熱を認める疾患は多い．今回は感染症を中心に話をしたが，発熱が続く場合には必ずほかの原因を疑う必要がある．乳幼児は上気道炎症状を反復する場合が多く，川崎病などによる発熱の際にも咳や鼻汁を伴っていることもめずらしくない．「感染症」と決めつけていると，川崎病の典型的な症状に気づくことが遅れる場合もある．発熱が持続する場合には，必ずほかの疾患の可能性も考えて経過を観察してくれ．

メイ子 わかりました．

宮本 経験を積まないとわからない「勘」のようなものは，やはり臨床現場にもあるのだと思う．経験が浅いうちは，不安に感じたらしっかりと検査してみることが重要だ．

メイ子 今のやり方を続け，経験を積みながら検査を減らしていくということですね．しっかりと保護者に説明できるよう頑張ります．

▶ **保護者への説明のコツ**

- いわゆる風邪の場合，初診で，予測する経過の説明をしっかりしよう．
- 医師自身が不安なときは念のため検査を．経験を積み検査適応にも自信がもてれば，保護者への説得力もつく．

第1章　外来でよく出会う疾患・症状に強くなろう！

8 「風邪薬を飲んでくれません…」

内服の工夫は？ そもそも対症療法は必要？

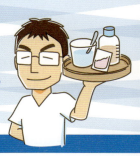

外来終了後のT病院外来奥休憩室．症例検討会終了後のメイ子先生が登場．

メイ子　宮本先生，こんにちは．
宮本　おや，今日は羊田も症例検討会に参加したのか．
羊田　外来がめずらしく早く終わったからね．
宮本　羊田も勉強家だなあ…．ところで今日も質問があるのか？
メイ子　こどもが風邪をひく度に，薬を飲ませるのに苦労している保護者の方って結構いますよね．先日，こんな相談を受けたのですが…．

症　例：1歳6カ月　男児
主　訴：咳，鼻汁，発熱
胎生・周生期：特記事項なし
発育・発達歴：特記事項なし
既往歴：特記事項なし
現病歴：6カ月前より保育園に通園している．その頃より感冒症状と発熱をくり返すようになった．今回は2日前より主訴が出現．昨日近所の小児科を受診したところ，クラリスロマイシンと鎮咳・去痰薬のシロップを処方された．薬を飲ませるのはもともと苦労していたが，今回の処方薬から全く内服しなくなり，相談のため来院した．

羊田　嫌がるこどもに薬を飲ませるのは大変だよね.

メイ子　何か工夫ってありますか?「たぶん,また風邪をひいたんですよね.風邪薬って飲ませなきゃなりませんか?」とまで言われてしまって….

宮本　きっとそれぞれの家庭で工夫をしていると思う.これなら絶対に飲める!という正解はないし,風邪薬を処方するかも実際にはケースバイケースだが,いつも外来ではこんな話をしている.

1 飲みにくい薬も工夫次第!

宮本　外来でこどもに処方する内服薬はシロップか粉末だよな.粉末には顆粒や細粒,ドライシロップ(以下:DS)などがあるが,通常診療で用いるのは圧倒的に細粒かDSが多いと思う.DSは水に溶解してシロップ剤として用いることができるが,一応ここでは粉末として分類させてくれ.

メイ子　どちらが飲ませやすいですか?

宮本　こどもによると思うな.ただ,シロップはこどもが嫌がってしまうとどうにも飲ませられない.口の中に溜めて吐き出されるので,飲ませられないしベタベタになるし,非常にイライラが募りやすい.T病院小児科病棟では,看護スタッフからシロップ処方は極力避けるよう言われている.

羊田　数年前に鎮咳・去痰薬のシロップで,沈殿部分を飲ませたことによる中毒の症例報告があったよね[1].**シロップは冷蔵保存しなければならない点や,保存していた場合には撹拌して沈殿物に注意しなければならない点**を考えても使いにくいかな.

メイ子　初耳です.シロップは少し注意が必要ですね.飲ませ方としては,粉末だとどのような工夫ができますか?

宮本　よくやられているのは,少量の水で練って口の中にぬり付ける方法だろうな(通称"練り練りペタ").上顎や頬粘膜にぬるのが一般的だ.

羊田　薬局で売っている,いわゆるお薬ゼリーなどで上手に飲めるこどももいるね.

メイ子　要するにケースバイケースの対応が必要ということですね.飲ませにくい薬にはどのようなものがありますか?

宮本　やはり抗菌薬は原末自身に苦みがあるため,非常に苦労する場合がある.こどもに処方される薬としては,ピボキシル基を有するセフェム系薬剤(セフ

表1　アジスロマイシンの苦みをおさえる飲み合わせ

		相性	
アイスクリーム※	ハーゲンダッツ・バニラ	★★★★★	濃い目の味でコクがある．薬が入ってるのがわからない
	スーパーカップ・バニラ	★★★	
	爽・バニラ	★★★	
コンデンスミルク		★★★★★	
ケーキシロップ		★★★★★	
ピーナッツクリーム		★★★★	
はちみつ		★★★	乳児は不可
チョコレートクリーム		★★★	
牛乳		★★★	口の中に牛乳が膜をつくるため苦くない
コーヒー牛乳		★★	牛乳に加えて，さらに甘さが薬の味をマスク

※アイスクリームはフリーザーから出して15～30分放置してやわらかくなった状態のものに薬をふりかけ，それをかきまぜて，ジェラート状にする
（ファイザー株式会社：「ジスロマック®細粒小児用 飲み合わせ比較表」を参考に作成）

カペン，セフジトレンなど）が最も頻度が高いと思う．そして，最も飲ませにくいのはマクロライド系のクラリスロマイシン（以下：CAM）やアジスロマイシン（以下：AZM）だろう．最近こどもに抗菌薬を処方する機会は減っているが…．

メイ子　そんなに苦いのですか？

宮本　昔，「先生も飲んでみてください！こんなに苦いもの，こどもは飲みません！」と保護者に外来で怒られたことがあった．そのとき，薬剤部にもらっていろいろな薬をなめてみたが，確かに飲みにくいものもあったな．

メイ子　もしかすると私の症例も，CAMで決定的に薬嫌いになりましたかね．

宮本　可能性はあるな．AZMの販売製薬会社が，飲み合わせ比較表をつくっている．その一部をまとめたものを**表1**に示す．

メイ子　きっと問い合わせが多かったのでしょうね．

宮本　ただ，この薬の飲ませ方は一般的な薬嫌いのこどもにも応用できると思う．

羊田　"練り練りペタ"でもダメな場合は何かに混ぜることが多いよね．

宮本　一番お勧めは高級チョコレートアイスクリームだな．

メイ子　高級じゃなきゃダメですか？

宮本 チョコレートアイスクリームが勧められる理由は2つ．① 乳製品は口腔内粘膜に膜をつくるため苦みを感じにくい．② チョコ自体の後味に苦みを含むため，薬の苦みを隠しやすい．だから濃厚な乳脂肪分と強いカカオ感があることが望ましい．よってどうしても高級品に軍配が上がるな．

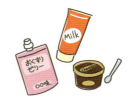

メイ子 でもコストパフォーマンスが悪すぎますね…．

宮本 そうだな．だから一般的には練乳（コンデンスミルク）を勧めている．強い甘みのせいか，成功率はかなり高い印象だ．喜んで薬を飲みたがるこどももいるみたいだぞ．ぜひ試してみてくれ．

> ▶ **薬を飲んでもらうコツ**
> 服薬ゼリーや"練り練りペタ"，アイスクリームやコンデンスミルクなどを使って，こどもにあわせて工夫しよう．

2 風邪の対症療法は間合いが大切！
～保護者の心配する度合いとポイントを把握せよ～

メイ子 宮本先生，こどもの風邪に対症療法って必要ですか？

宮本 難しい質問だな…．俺は処方していることが多い．ただし，「咳はお薬を使って楽にしたいほど辛そうかな？」と聞くようにはしている．**対症療法を希望しない人には出していない．**

羊田 こどもが風邪の症状を主訴に受診する場合，保護者の目的は大きく分けると2つだよね．**1つはこの症状が辛そうだから楽にさせてあげたいという気持ち．もう1つは今後さらに重篤な状態になってしまうのではないかという不安．**保護者の要望によっても使い分けているかな．「現状では風邪だと思うので，少し経過をみましょう！」と説明して納得してもらえればいいし，「咳が辛そうで可哀想で…」と言われれば対症療法を考慮する．

メイ子 ヨーロッパでは2歳以下のこどもに去痰薬の処方が禁止されたとか，抗ヒスタミン薬はけいれんを誘発する可能性があるとか，最近ちょっと使いにくいですよね．有効性のエビデンスも乏しいですし．

宮本　俺自身の考えだが，まず「有効性のエビデンスがない薬は決して使わない」という立場をとっていない．専門的な話になるが，その立場をとるとてんかんの治療なんてできないし，稀少疾患に対する治療法の開発も難しい．同じ状態のこどもでも，薬への反応に著しい差が生じる経験も稀ではないし．

羊田　宮本の専門領域はそうかもしれないけれど，こどもの風邪はとても一般的だからね．できればエビデンスに沿った診療をしたい気持ちもあるな．

1）鎮咳・去痰薬のエビデンスと処方の実際

宮本　わが国で最もよく使われる対症療法薬は，チペピジンヒベンズ酸塩（アスベリン®）とカルボシステイン（ムコダイン®）だと思う．アスベリン®については無作為二重盲検試験による臨床効果の確認は行われていないので，有効性のエビデンスは乏しい．しかし，50年以上使われているが重大な副作用報告はなく，安全性の高さは評価されている．

メイ子　古い薬なんですね．

宮本　ムコダイン®については，1977年に多施設二重盲検試験が行われており，有意差をもって有効性が示されている[2]．

メイ子　あれっ，ヨーロッパでは2歳未満の適応承認が中止されたって….

宮本　フランスのデータベースで，去痰薬投与との関連が疑われる有害事象が59例報告されている．その98％が2歳以下であり，さらに2歳未満での去痰薬の有効性を示すデータがないことから，仏伊の2カ国ではそのように決定されたようだ．ただ，2歳以下の呼吸器感染症は急性増悪の可能性がそもそも高いからな．本当に薬剤の有害事象か否かはわからない．

羊田　結論から言うと，本人の症状や保護者の訴えによってはアスベリン®・ムコダイン®の処方は許容されると考えていいかな？

宮本　「エビデンスが乏しいから我慢するのが一番！」と説明するのも，「安全な薬だし，楽になる人もいると思うから！」と一言添えて処方するのも，どちらも間違いではないと思う．ただし，重篤な病態を見逃さないことと，十分に説明を行うことが重要だろうな．

2) 抗ヒスタミン薬の有効性と処方の実際

メイ子 抗ヒスタミン薬（以下：抗ヒ薬）についてはどう考えればいいですか？

羊田 最近は風邪の薬としてはあまり使っていないね．宮本はどう考えているの？

宮本 俺の意見は後で言うとして，まず知識を整理しよう．メイ子，そもそも抗ヒ薬の作用機序はなんだ？

メイ子 ヒスタミン H_1 受容体（以下：H_1 受容体）に結合して，ヒスタミンやロイコトリエンなどの化学伝達物質，炎症性サイトカインの遊離抑制作用を示すことでアレルギー症状を抑えます．

羊田 でも，海外の臨床試験では風邪に伴う鼻症状に対する抗ヒ薬の有用性について，否定されているものが多いよね[3]．

宮本 もともと風邪に対する対症療法としては，シプロヘプタジン（ペリアクチン®）が一般的に用いられていたと思う．ペリアクチン®は抗ヒスタミン作用のほかにも，抗セロトニン作用や抗アセチルコリン作用をもっているので，病中の食欲を増進させ，鼻汁分泌を抑制し，さらに抗ヒスタミン作用で睡眠障害まで改善するので，とても使いやすい薬と考えられていた．

羊田 食欲増進作用については，人間での根拠が乏しいと，現在では効能から削除されたよね．

メイ子 睡眠障害を改善するってことですけど，副作用としての傾眠を，自然な睡眠と同様に考えてもいいのですか？ 少し不安も感じます．

宮本 確かに風邪によって不機嫌になったこどもの寝かせつけは本当に大変だよな．こどもが眠ってくれるメリットは決して小さくないと思う．一方でメイ子の考えも一理ある．どんなことも利点と欠点は背中合わせだよな．薬についても同じことが言えると思う．

メイ子 具体的な使い方を教えてください．

宮本 図を見てくれ[4]．市販されている抗ヒ薬の脳内 H_1 受容体占拠率（以下：脳内占拠率）だ．ヒスタミンの脳内での働きとしては，睡眠調節・学習・記憶などが有名だよな．つまり抗ヒ薬により脳内ヒスタミンの作用が減弱すると眠気や記憶力の減退などが起こる．

羊田 最近では脳内受容体占拠率の高い薬剤を鎮静性抗ヒ薬，低い薬剤を非鎮静

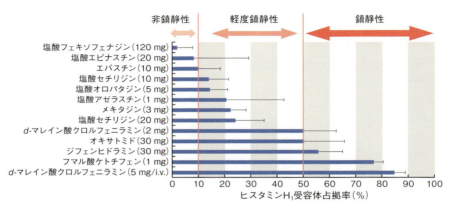

図　日本で市販されている抗ヒスタミン薬の脳内H₁受容体占拠率
（文献4より引用）

　　　　性抗ヒ薬と分類しているよね．

宮本　さらに，脳内のヒスタミンの働きとしてけいれん抑制作用がある．だから脳内ヒスタミン作用が抑制されるとけいれんを悪化させると考えられているのさ．

メイ子　実際はどうなのですか？

宮本　熱性けいれんについては，抗ヒ薬内服群では非内服群と比較して，有意に①発熱からけいれん出現までの時間が短いこと，②けいれんの持続時間が長いことが示されている[5, 6]．さらに24時間以内の再発も有意に高率であったという報告もある[7]．

メイ子　やっぱりけいれんを誘発するのですね．

宮本　いや．一方でけいれんの発症頻度を増加させるとした研究報告はないので，「誘発する」と断言はできない．発症したけいれんを止まりにくくするだけかもしれないからな．

メイ子　では，図の非鎮静性の抗ヒ薬を使えばよいですね．

宮本　ただ，一般的に脳内占拠率の低い抗ヒ薬はH₁受容体への選択性が高いため，抗アセチルコリン作用が弱い．したがって風邪に伴う鼻症状への効果は期待しにくいと思う．俺は**表2**の方針で対応している．これは風邪の鼻症状へのT病院での処方ルールだ．アレルギー疾患に対して抗ヒ薬の長期投与が必要なこどももいるので，そういう場合はアレルギー専門医と相談してくれ．

表2 抗ヒスタミン薬処方の方針

- 1〜6歳は最もけいれんを起こしやすい年齢であり，極力抗ヒスタミン薬の処方は避ける．けいれん疾患の既往または家族歴がある場合には，より慎重に対応すべきである．
- 風邪の症状としての鼻症状には，原則として抗ヒスタミン薬は用いない．
- もともとアレルギー体質が強く，アレルギー性鼻炎の症状との鑑別が困難な場合には，脳内H_1受容率占拠率の低い薬剤を選択する．

▶ こどもの風邪への処方時の注意

- こどもの感冒に対する対症療法はエビデンスが乏しいため，保護者とよく相談しながら適応を決める．
- 抗ヒスタミン薬の使用は慎重に行うこと．

メイ子 こどもの風邪への対応の考え方は理解できましたが，「こうすべき！」みたいなすっきりした回答はないのですね…．少し残念です．

宮本 たかが風邪だが症状には多様性があるし，保護者が心配する度合いやポイントもさまざまだ．だから画一的回答はないのが自然だと思う．**「エビデンスはないから薬は必要ない」「この薬は飲むべき」など医師側の一方的な考えだけで処方しても，保護者には満足してもらえない．児をよく観察・診察し，そして保護者としっかりと相談しながら方針を決めていくのが重要だろうな．**剣道と同じく，最も大事なのは「間合い」だと思っている．

メイ子 「間合い」が大切なのですね…．「近い人も遠い人もいて，自分勝手に詰めたり外したりしてもうまくいかない．時間をかけて，お互い合気の状態になることが重要」という意味ですか？

宮本 それだけ理解できていれば十分だ．剣道ももっと上達すると思うぞ．

メイ子 なるほど，そう考えると少しわかった気がします．ありがとうございました．また来月お願いします．

まとめ

　「ただの風邪」への対応でも，実際にどう説明してどのような処方を行うかは決して単純ではない．今回のディスカッションでもそのことがわかってもらえたと思う．「現時点では風邪と考えてよいと思いますよ」と説明しただけで，ホッとした笑顔で帰路につく保護者もいれば，「この咳は何とかなりませんか！可哀想で見ていられない…」と涙ぐむ保護者もいる．自分では「十分に説明したつもり」になっているが，真意が伝わっていないと実感するのは，むしろ軽症のこどもを診察するときである．「まあ，ただの風邪だよ…」という気持ちになっていないだろうか？改めて「間合い」の重要性を再確認してほしい．

引用文献
1) Imai Y, et al：Tipepidine hibenzate intoxication. Pediatr Int, 53：779-781, 2011
2) 中山喜弘，他：小児科領域における S-Carboxymethylcysteine シロップ剤の臨床効果について．小児科臨床，30：1823-1830, 1977
3) Fashner J, et al：Treatment of the common cold in children and adults. Am Fam Physician, 86：153-159, 2012
4) 谷内一彦：鎮静性抗ヒスタミン薬は睡眠薬である．皮膚アレルギーフロンティア，5：176-178，2007
5) Takano T, et al：Seizure susceptibility due to antihistamines in febrile seizures. Pediatr Neurol, 42：277-279, 2010
6) Zolaly MA：Histamine H1 antagonists and clinical characteristics of febrile seizures. Int J Gen Med, 5：277-281, 2012
7) 木村 丈，他：鎮静性抗ヒスタミン薬の投与により熱性けいれんのけいれん持続時間は延長する．脳と発達，46：45-46，2014

参考図書　・「子どもの風邪-新しい風邪診療を目指して-」(西村龍夫／著)，南山堂，2015

◆ 家庭医からの一言 ◆

　今回は風邪というcommonな疾患を通して，宮本先生の頭の中を覗いてみるという企画でした．シロップにするか，散剤にするかという選択や対症療法をどの程度行うかといった課題に対して，小児科医であっても，エビデンスを踏まえながらも悩みながら患者さんや家族の考え・状況に応じた対応をしていることがわかりました．患者中心の医療やコミュニケーションスキルは，総合診療医の専売特許ではありません．エビデンスをしっかりと理解しながらも，柔軟に考え，しっかり悩むことの重要性を改めて感じました．小児科医とのこのようなディスカッションは本当に楽しいです．皆さんの現場でもぜひ実践してみてください！

（大橋博樹）

第1章　外来でよく出会う疾患・症状に強くなろう！

9　便秘の外来フォロー
〜浣腸しても治らない！？ 浣腸を嫌がる！？
そんなときは…〜

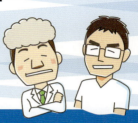

外来終了後のT病院外来奥休憩室．症例検討会終了後のメイ子先生が登場．

メイ子　羊田先生こんにちは！ あれっ，宮本先生は…．

羊田　ああ，メイ子ちゃんこんにちは．宮本なら少し前にお腹が痛いと言って出て行ったよ．トイレかな？

宮本　おお，メイ子．変わりないか？

メイ子　宮本先生，大丈夫ですか？ なんでも腹痛だとか…．変なもの食べました？

宮本　いや，大丈夫だ．ストレスだと思うのだが…．

メイ子　本当ですか！ 今度私が内視鏡をやってあげますね！

宮本　そうだな．年齢的にも必要な検査だと思う．メイ子には頼まないと思うが…．ところで今日はどんな相談だ？

メイ子　はい，便秘でお腹を痛がっている子についての相談です．

> 症　例：8カ月　男児
> 胎生・周生期：特記事項なし
> 発育・発達歴：正常範囲
> 既往歴：特記事項なし
> 現病歴：母乳育児であったが生後6カ月までは連日排便を認めていた．6カ月で離乳食を開始した頃から排便の間隔があくようになり，3〜4日に1回のペースとなった．排便時にはいきみながら啼泣することが多くなり，便に少量の血液が不着することもときどきみられた．6日間排便がなく，不機嫌で食事を摂らなくなったため受診した．浣腸を施行し反応便がみられたため帰宅としたが，その後も7日間排便がみられないために再度受診となった．

1　排便回数だけでなく，本人の苦痛や症状から治療の適応を考えよ！

メイ子　便秘のこどもって，かなりの割合でいませんか？「便が1週間出ていない！」と来院するこどももいますし，腹痛を主訴に来院して結果的に便秘という子もいますが，こんなに頻度が高い？と驚いています．

羊田　確かに僕のクリニックにも多いね．

メイ子　でも，こどもの便秘への対応って，意外に教科書に載っていないのですよ．「排便障害」や「腹痛をきたす病態」などの項目にまとめられていることも多いし，「便秘を見たらこの疾患を見逃すな！」みたいな内容は読んだことがありますが，便秘そのものの外来フォローについて学ぶ機会が今まであまりありませんでした．皆さん困っていないのですか？

宮本　いや，頻度は高いと思うぞ．俺は週に1回市内の小児科クリニックで診療しているが，定期的にフォローしているこどもはアトピー性皮膚炎と便秘が多い．

羊田　しかし，外来で一度浣腸してあげると，その後は軽快し，それ以降は便秘をくり返さないこどももかなり多いよね．定期的に通院しているこどももそれほど多くないかもしれない．

メイ子 はい，私が今まで経験した症例でも一度浣腸するとそれ以降くり返さないこどもが多かったのですが，今回は浣腸をしてもまた便秘になってしまって….便秘ってどう考えればいいですか？

宮本 一応定義を言うと「便が滞った，または便が出にくい状態」とされている[1]．そのままだけどな．医学的診断としての「便秘症」は，便秘またはそれによる症状が現れ，診療や治療を要する状態のことを言う．

メイ子 何日以上便が出ないと便秘である！みたいなものはないのですか？

宮本 週に3回未満の排便であり，排便に困難や苦痛を伴えば便秘と考えていいだろうな．ただ，排便が週に3回未満であっても，本人が苦痛を感じず，硬便もなく，腹部膨満などもなければ，便秘とはしていない．

羊田 排便回数が少ないだけでは治療の適応としなくてもいいわけだ．

宮本 そうはいっても，1週間に1〜2回の排便が続けば何らかの症状が出る子が多いけどな．

羊田 一過性便秘という概念があるよね？

宮本 そう，一時的に起こった便秘で，いったん解消されれば正常の排便状態に戻る場合を言う．「一回浣腸したらその後はくり返さない」こどもはこれにあたるだろう．2カ月以上（4歳以下なら1カ月以上）便秘の状態が続く場合には「慢性便秘（症）」と判断する．

メイ子 私の症例では生後6カ月から便秘の状態が続いているので，「慢性便秘」と診断していいですね．

羊田 慢性便秘のこどもはどのくらいの頻度でいるのだろう？

宮本 報告によって違いがあり，5〜30％とデータに幅がある．

メイ子 定義が曖昧な疾患ですから違いはやむを得ないですかね．確かにめずらしくない病態ですね．

羊田 基礎疾患によって便秘になっているこどももいるよね？

宮本 基礎疾患によって起こる便秘を器質性（症候性）便秘，基礎疾患が特定されない便秘を機能性（特発性）便秘と呼ぶ．ただ，ほとんどが機能性便秘だけどな．

メイ子 好発年齢がありますか？

表　慢性便秘症をきたす主な外科的・内科的基礎疾患と病態

1. 外科的疾患

1）腸管神経異常に伴うもの：Hirschsprung 病など

2）直腸肛門形態異常に伴うもの：直腸肛門奇形など

3）脊髄神経系の異常に伴うもの：二分脊椎，髄膜瘤など

4）骨盤内病変に伴うもの：Currarino 症候群など

2. 内科的疾患

1）代謝内分泌疾患：甲状腺機能低下症，尿崩症など

2）消化器疾患：囊胞性線維症など

3）神経・精神疾患：重度心身障害，自閉症など

4）腹筋の異常：prune belly 症候群，Down 症など

5）結合織の異常：強皮症など

6）薬剤：制酸薬，抗コリン薬など

7）その他：重金属摂取，牛乳アレルギーなど

（文献2より引用）

宮本　機能性便秘は，離乳食開始やトイレットトレーニングの開始，加えて通学開始時期に多いと言われている．ただ，経験上便秘を主訴に来院して，その後外来フォローになるのは，離乳食開始時期の乳児に多い印象だな．

メイ子　器質性便秘は経験したことがないのですが…．

宮本　表に基礎疾患を示したので参考にしてくれ．

羊田　僕も器質性便秘は診断したことがないよ．頻度は高いの？

宮本　圧倒的に機能性便秘が多いな．各基礎疾患の頻度についての詳細は成書を見てほしいが，自分の経験から言うと，小児科医を20年やっているなかでHirschsprung病は数例経験しているな．そのほかは肛門膜様狭窄を1例見つけたことがある．便秘を主訴にして来院し，基礎疾患が見つかったのはそのくらいだな．小児神経科医として二分脊椎による便秘は今でもフォローしているが，便秘で二分脊椎が発見されたわけではないから…．それ以外はすべて機能性便秘だったな．

メイ子　小児外科医に紹介するのはどんなタイミングですか？

宮本　後で説明する治療に対する反応が悪いときだな．そして便の悪臭を伴うときは少し怪しいと思っている．

羊田　腐敗臭だよね．

宮本　そうだな．明らかに赤ちゃんの便とは異なる匂いの便が継続しているときは要注意だな．

> ▶ **外来フォローの基本**
> - 小児の便秘の多くは機能性便秘．
> - 治療への反応が悪いとき，便の悪臭を伴うときは紹介を．

メイ子　今から宮本先生が教えてくれる**機能性便秘の治療がうまくいかなくて，便が悪臭を伴う場合は小児外科に紹介！** ですね．わかりました．それではいよいよ機能性便秘の治療方針について教えてください．

2 便秘の悪循環を断ち切るべし！

宮本　図1を見てくれ[3]．とにかくこの悪循環を断つことが重要だと考えている．

羊田　簡単に言うと便塊の貯留がさまざま負の連鎖を引き起こすということだね．

宮本　そう，だから**便塊を除去してあげることが重要だ**．

メイ子　普通の浣腸でよいのですか？

宮本　そうだな．俺は3日間ほど連日浣腸することを勧めている．

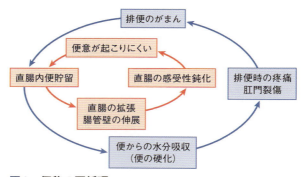

図1　便秘の悪循環
小児の便秘は有効な治療がなされないと，この悪循環によって悪化する傾向が強い．
（文献3より引用）

メイ子 1回目の浣腸で反応便がみられても続けるのですか？

宮本 1回の浣腸でよくなる程度の一過性便秘のこどもも多いとは思う．ただ，俺のところには少し長引いているこどもが紹介されてくる場合が多いので，しっかりと便を出し切るところからはじめている．

羊田 その後はどうするの？

宮本 自然排便の有無を確認する．3日連続で浣腸を行った後自然排便がどの程度の頻度でみられるかを観察するのさ．その時点で週に3回以上の排便がみられて，硬便や排便時痛などが出現しなければ一過性便秘と考えてフォローは終了する．

メイ子 保護者への具体的な指示が難しいですが…．

宮本 **「排便が2日なかった場合は，その日の夜に浣腸をしてください」と説明している**．週に3回以上の排便を得ることが重要だと考えている．

メイ子 「ずっと浣腸すると癖になる！」と言って，嫌がる保護者も多いですよね．

羊田 でも，浣腸が癖になるという説には根拠はないよ[3]．僕は「今後浣腸をくり返さなくてもいい状態にするために，まずは便を溜めないようにすることが重要です」と説明しているね．

宮本 もちろんずっと浣腸を続ける状況は自然ではないからな．浣腸をしなくても排便が認められるようになるための試みは重要だ．それと，学童期以降になると経肛門的アプローチに対して強い恐怖を訴える子もめずらしくない．そういう子には配慮が必要だとは思っている．例えば，「ウンチが溜まるとどうしても浣腸をしないといけない．だから，ウンチが出そうと思ったら絶対に我慢しないでね！」と本人に説明するのも効果的かもしれない．便秘の悪循環は「排便のがまん」からはじまることが多いからな．

メイ子 やっぱりこどもによって違う対応が必要ですね．なかなか浣腸から離脱できない子に対してはどうするのですか？

宮本 隔日の浣腸がしばらく必要となってしまうこどもには内服を開始する．

羊田 酸化マグネシウム（通称：カマ）でよいかな？

宮本 俺はカマから使っている．量は少なめからにしているけどな．そして軟らかい便を保つようにすることだと思う．

メイ子 軟らかい便が保てれば便秘は治るということですね．

宮本　ところが，便は軟らかくなったけれど週に3回未満の便しかみられないこどももやはりいるのさ．そういう場合にはピコスルファートナトリウム水和物（ラキソベロン®）を使うようにしている．これも少量から漸増だな．

羊田　便を軟らかくしてから蠕動運動を活発化させるという順番だね．

宮本　そう！　この順番はとても重要だと考えている．治療手順を簡単に示すと図2になる．便の貯留があった場合にまずやるべきは便塊除去ということがわかると思う．**便塊を除去 ⇒ 軟らかい便を保つ ⇒ 蠕動運動の活発化**だ．最初にラキソベロン®から使ってしまうと，間欠的な腹痛が増悪することが多いからな．

羊田　僕も以前ラキソベロン®で腹痛を起こしてしまった症例があったよ．

メイ子　ここまでやっても便秘が続けば…

宮本　小児外科医に紹介している．

メイ子　よくわかりました！

▶ **便秘治療のポイント**
- 便秘の悪循環を断つことが重要．
- ① 浣腸で便塊除去，② 酸化マグネシウムで軟らかい便を保つ，③ ピコスルファートナトリウムで蠕動運動を活発化の順番で必ず行う．

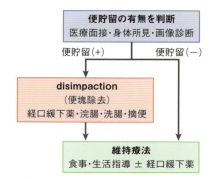

図2　便秘の治療手順
便秘の治療に際しては，はじめに直腸内の貯留便を除去することが大切である．
（文献3より引用）

羊田　ほかにも気をつけるべきことはあるかな？

宮本　overflow incontinence と呼ばれる状態に注意してほしい．

メイ子　なんですか？

羊田　直腸内に多量の便塊が存在するために，少量の便が頻回に漏れ出る状態のことだね．

宮本　そう！ **連日排便（多くは水様便）がみられるために，一見便秘と気づかれにくいからな**．

メイ子　わかりました．まずやるべきは便塊貯留による負の連鎖からの脱却ですね．とても勉強になりました．また来月お願いしますね！

まとめ

　「便が○○日も出ていないのですが…」という訴えで来院するこどもは決してめずらしくない．まずやることは浣腸なので初期治療を誤ることは少ない状況だと思う．しかし，外来で継続治療をするとなると不慣れな人も多いのではないだろうか？「浣腸は癖になるので，あまりやらない方がよい？」という説はかなり浸透していて，「連日浣腸してください！」という指示に従ってくれない保護者もめずらしくない．便塊除去の重要性は真先に説明する必要があると考えている．また，今回は乳児症例について説明したが，年長児の便秘に対しては年齢を考慮した配慮が必要である．

引用文献　1)「小児慢性機能性便秘症 診療ガイドライン」（日本小児栄養消化器肝臓学会，日本小児消化管機能研究会／編），診断と治療社，2013
　　　▶ http://www.jspghan.org/constipation/files/guideline.pdf より閲覧可能（2018年4月閲覧）
　　2) 友政 剛．便秘症．小児内科，46：581-586，2014
　　3) 友政 剛：小児科と関連領域における臨床の常識を見直そう！ 第4回 浣腸は癖になるので，あまりやらないほうがよい？ 小児内科，44：1565-1566，2012

◆ 家庭医からの一言 ◆

　便秘のこどもは多いのに，実は総合診療医には苦手な分野です．腹痛で来院したら浣腸して便を出しておしまい！ということを私自身も行っていました．ガイドラインや小児科の先生から学び積極的にかかわってみると，慢性便秘のこどもが想像以上に多いのがわかります．今回は主に乳児期のケアについての解説でしたが，幼児期や学童期のケアも重要です．特にトイレットトレーニングを行っている時期のこどもは遊びに夢中です．便意があっても，面倒でトイレに行かなかったり，また幼稚園や小学校のトイレに抵抗があって行けなかったり，さまざまな理由があって便秘になるのです．定期フォローしながら，便秘の真の理由を探る…総合診療医としても大変興味深いですね．　　　　　　　　　　　　（大橋博樹）

第1章 外来でよく出会う疾患・症状に強くなろう！

10 夜尿症，治療はどうすべき？
～大人になれば治る？～

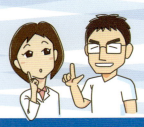

T病院外来奥の休憩室．今週は羊田先生の外来は休診．宮本先生とメイ子先生の会話．

1 夜尿症の治療は最近どう変わった？

メイ子 宮本先生，最近，夜尿症の治療が大きく変わりましたよね．具体的にどう考えればよいですか？

宮本 2012年にデスモプレシン酢酸塩水和物（DDAVP）の口腔内崩壊錠（ミニリンメルト® OD錠）60μg・120μgが夜尿症の保険適用となった．それ以降ずいぶん治療に対する考え方が変わった気がするな．

メイ子 小さいときは皆おねしょをしますよね．何歳から問題になるのですか？

宮本 夜尿症の定義は，①5歳以上の小児の就眠中の間欠的尿失禁，②昼間尿失禁や，他の下部尿路症状の有無は問わない，③5歳以降で1カ月に1回以上の夜尿が3カ月以上続くもの，④1週間に4日以上夜尿を頻回，3日以下の夜尿を非頻回とする，となっている[1]．

メイ子 年齢と回数の問題ですね．治療はどのように変わったのですか？

宮本 以前は夜尿症に対して「経過観察し自然消失を待つ」という医師が多かったように感じる．小学校の期間に軽快するこどもが多いし，大人になるまでには治るからな．そして生命予後は当然良好だから，「治療する意味」は社会的な適応のみと考えられることが多かった．

メイ子 全例自然に治るのですか？

宮本 実は夜尿症の既往があると成人期に夜間多尿のリスクになるという報告もある[2]．俺は経験したことがないが，「大人になれば必ず治る」と言い切ってしまうのは問題があるかもしれないな．

メイ子 そして，本人や家族は相当悩んでいますよね…．自己肯定感の育成の見地から考えても，治せるものなら治してあげたいです．

宮本 確かににそうだな．不安な気持ちで就寝するこどもの気持ちを考えると，決して安易に自然消失を待つとしてはいけないとは思う．治療した方が早く夜尿から卒業できるというデータもあるからな[3]．一方で夜尿症の治療は生活指導を行っても効果がない場合にはアラーム療法※が勧められてきたのだが，このアラーム療法の指導には時間もかかるし熟練も必要だったため，「自然に治るのを待ちましょう」となっているケースが多かったと思う．俺自身もアラーム療法自体は知っていたが，行った経験はないからな．「学校で宿泊行事が始まる5年生までには多くのこどもが治りますから…」と説明することが多かった．本当に治っていたことを祈るばかりだ．

2 まずは生活指導をすべし！

メイ子 生活指導は具体的にはどのように行っているのですか？

宮本 ① 日中に十分な水分摂取を行う，② 夕食後は水分を制限する，③ 就寝前に排尿を行う，④ 昼寝は避ける，⑤ 中途覚醒を勧めない，といった説明をしている．

メイ子 あれっ？ アラーム療法は排尿時に覚醒を促す治療法ですよね？ 中途覚醒を勧めない生活指導は矛盾しませんか？

宮本 アラーム療法がなぜ夜尿症治療に効果的かは明らかになっていない．ただ，排尿直後に覚醒させるのと，決まった時間に覚醒させるのでは意味が違うと言われている．こどもにとって睡眠リズムの確立も重要なことだと考えているので，俺自身は中途覚醒を促してはいない．もちろん夜尿症の専門医が行うアラーム療法を否定するわけではないし，宿泊行事の日だけ中途覚醒を促すなど

※ アラーム療法とは下着に取り付けたセンサーと襟元に付けたアラームの連動により，夜尿直後に児を覚醒させ，残尿を排泄させることを連日続ける治療法です．作用機序は明らかでないが，睡眠中の蓄尿量を増大させることにより夜尿が改善すると報告されています[4]．

の対応は有意義だと思っている．診療ガイドラインに詳しく解説されているから読んでみてくれ．

メイ子 わかりました．こんど詳しく読んでみます．新しいガイドラインが出て以降，宮本先生の治療方針はどう変わったのですか？

宮本 まず生活指導を行ってみる．それでも効果が乏しければ検査を行っているな．T病院では浸透圧を含めた尿検査，腎尿路の超音波検査までは行っている．

メイ子 私のクリニックでは超音波検査ができません…．

宮本 ガイドラインでは初診時の超音波検査は勧めていない．だから必ずしも治療開始前に行う必要はないと思う．ただし，尿検査は簡便だし，必ず行ってほしいな．以前，夜尿症として相談された症例でⅠ型糖尿病だったという経験がある．その後はガイドラインのアルゴリズム（図）に従って治療を行えばいいだろう．さっきも言ったが，俺はアラーム療法を行っていないので，ミニリンメルト®単独で治療を開始している．効果が乏しければ夜尿症の専門医に紹介しているが，今のところ有効性が高い印象をもっているな．

メイ子 ミニリンメルト®を利用する際の注意点はありますか？

宮本 水中毒・低ナトリウム血症には注意が必要とされている．ただ，夜尿症の治療に主に用いられる薬剤において，経口薬の方が点鼻薬よりもそのような合併症は少ないことが報告された[5]．低ナトリウム血症に伴う無熱性けいれんの症例報告も点鼻薬を使用したものに限られるので，注意と指導は必要だが，過剰に恐れる必要はないと思っている．

メイ子 私もクリニックで保護者からの相談にのれる気がしてきました．ほかに何か気をつける点はありますか？

宮本 日中の尿失禁がある場合には対応が違うので注意が必要だ．いずれにせよ，読みやすく実用性の高いガイドラインだと思うので，ガイドラインをよく読んで実践してほしい．

メイ子 わかりました．ありがとうございます．

▶ **夜尿症診療のポイント**

- 本人や家族は相当悩んでいる．不安な気持ちを理解し，治療を検討しよう．
- まずは生活指導を行う．それでも効果がなければ検査を行い，必要に応じて薬物治療を．

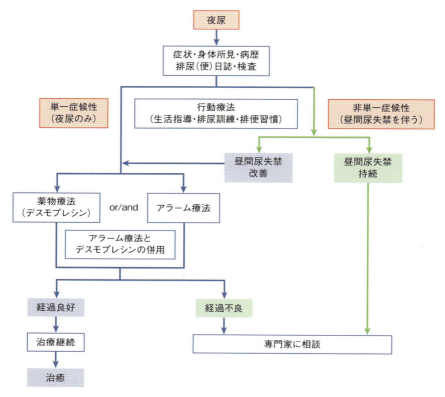

図 夜尿症の診療アルゴリズム
(文献1より引用)

引用文献 1)「夜尿症診療ガイドライン2016」(日本夜尿症学会/編), 診断と治療社, 2016
2) 内藤泰之：夜尿症の疫学と予後. 小児科診療, 80：911-914, 2017
3) 赤司俊二：長期治療解析例による初診時臨床所見スコアー化の試みと治療予後の推定. 夜尿症研究, 14：29-34, 2009
4) Oredsson AF & Jørgensen TM：Changes in nocturnal bladder capacity during treatment with the bell and pad for monosymptomatic nocturnal enuresis. J Urol, 160：166-169, 1998
5) Lucchini B, et al：Severe signs of hyponatremia secondary to desmopressin treatment for enuresis: a systematic review. J Pediatr Urol, 9：1049-1053, 2013

第2章
こどものさまざまな
問題に応えよう！

第2章 こどものさまざまな問題に応えよう！

1 乳幼児の発達の遅れ
～紹介する？ 様子見る？～

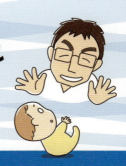

　T病院外来奥の休憩室．外来終了後の宮本先生と羊田先生が雑談しているところに検討会終了後のメイ子先生が登場．

メイ子　宮本先生，羊田先生，こんにちは！　また教えてほしいことがあって来たんですけど．

羊田　ああ，今日は症例検討会の日か．毎月熱心だね．

メイ子　F市は小児科が少ないので，私も乳幼児健診を担当しているんです．実際に健診を担当してみると，発達が教科書通りでない子ってそんなにめずらしくないのですね．それ以外にも，クリニックを受診したこどものお母さんから「ちょっと発達が遅いようで気になっています…」みたいな追加相談も結構あるんですよ．乳幼児の発達って，どう診ればいいんですか？

羊田　確かにどこに着目すればいいのか迷うことはあるよね．でも根拠がわからないまま「とりあえず様子を見ましょう」って言うのは避けたいからね．せっかくだから少し教えてよ．

宮本　そうだな．小児の定型発達については勉強したことがあると思うけど，どの教科書にも「3～4カ月 頸定，5～6カ月 寝返り，7カ月 坐位…」と書いてあるはずだ．例えばどんな症例で困っているんだ？

1 原始反射・姿勢反射，筋力・筋緊張を確認せよ！

メイ子 この前，乳幼児健診でこんな子が来たんですけど….

> 症　例：12カ月　男児
> 主　訴：運動発達の遅れ
> 胎生・周生期：特記事項なし
> 発育・発達歴：在胎39W6D 3,000gで自然分娩出生．その後の発育
> 　は正常範囲で現在体重は約9,000g．
> 　頸定3カ月，寝返り5カ月，坐位7カ月．
> 　12カ月の現在までハイハイ，つかまり立ちの獲得をしない．
> 　移動は坐位の体制から足こぎをして，お尻をするようにして移動する．

宮本 7カ月までは正常発達で，それ以降の運動発達の遅れだな．

羊田 それ以外に気になる所見はないのかな？

メイ子 元気ですし，機嫌もよかったです．食事もよく食べるみたいですし，月齢相当の人見知りもあるようです．これと言って気になる点はありません．

宮本 神経所見をあげていってくれ．

メイ子 そうですね….膝蓋腱反射は出ます….そのほかも特に異常はない気がしますが….

宮本 脳神経所見は？ 筋力は？ 筋緊張は？ 原始反射はどうだった？ 足底把握反射はちゃんと消失しているか？ パラシュート反射は？

メイ子 あっ，パラシュート反射は出ました！ 足底把握反射はチェックしていません….

宮本 メイ子….学生実習からやり直すか？

羊田 いや，宮本の言いたいこともわかるけれど，確かに小児の神経診察は難しいよ．大泣きしながら反り返られるとなかなかね….

メイ子 ほら，羊田先生にだって難しいんですよ！ そんな意地悪言わないでくだ

さい！私は教科書で読んだ「シャフリングベビー」※かな？と思ったので，「1～2カ月様子を見ましょう」と経過観察の方針としました．間違っていますか？

宮本 ちょっと情報が少なくて判断が難しいが…．この症例で最も大事なのは，**「消えるべき反射・出現すべき反射はどうか？」「筋力・筋緊張に問題はないか？」**だ．

メイ子 消えるべき反射というと原始反射ですか？

宮本 そう！原始反射は出生時に観察できて，発達とともに消失していく反射だよな．反射によって消失する時期が違う．その時期と消失する意味を押さえることが重要だ．

メイ子 消失する意味？

宮本 例えば，非対称性緊張性頸反射（asymmetrical tonic neck reflex：ATNR）ってフェンシングみたいな姿勢だろ（**図1**）．今日のメイ子にこんな反射が出たら，何に困ると思う？

メイ子 困りますか，私？

宮本 仰臥位で顔を一方に回旋すると，向いた方の手足が伸展し反対側の手足が屈曲するから…．

羊田 寝返りがうてないよね！

宮本 そう！当然乳児もそうだよな．だから乳児の発達経過でもATNRが消失しないと寝返りはできない．

メイ子 だから4カ月頃には認めなくなるわけですね．国家試験のときに覚えました！

宮本 同様に，手掌把握反射が消えないとモノをつかめるようにならないし，足底把握反射が消えないとつかまり立ちをできない．

メイ子 なるほど．

※ シャフリングベビーとは，お尻を床につけたまま手を使って移動する児をさす言葉です．シャフリングベビーの多くの子に，うつ伏せが嫌い・ハイハイをしない・垂直抱きで立たせようとしても下肢を床に付けたがらない，などの特徴が1歳前からみられます．2歳までには通常の歩行を開始し，その後の発達も正常であることがほとんどであり，基本的には正常発達の一形態です[1]．ただし，基礎疾患をもっている可能性もあり，必ず歩行可能になるまでは経過観察してください．自閉（症）スペクトラムの初期症状とする意見もありますが，結論は出ていません．家族の不安が強ければ，歩行開始後も知的や社会性の発達を観察していくと安心に繋がると思います．

110　小児科医宮本先生、ちょっと教えてください！

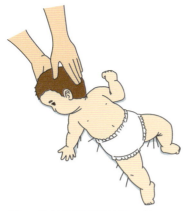
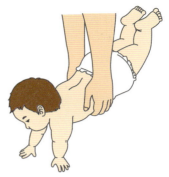

図1　非対称性緊張性頸反射
仰向けに寝かせた状態で顔を横に向けると，顔が向いた方の手足は伸び，反対側の手足は曲がる．

図2　パラシュート反射
後ろから水平に抱き，上体を落下させるように傾けると，両腕を伸ばし，手指を広げる．

宮本　原始反射の反射中枢は脊髄・橋にあると考えられる．新生児期には運動中枢である大脳皮質が未熟なため，脊髄・橋に由来する動作が中心だ．大脳皮質が発達するに従い，脊髄・橋は抑制を受けて原始反射は消失する．

羊田　随意運動の発達には原始反射が残っていると邪魔だからね．

宮本　一方で，中脳を反射中枢とする姿勢反射であるパラシュート反射（**図2**）は，つかまり立ちをする前には出現する．

羊田　パラシュート反射は，坐位・つかまり立ちと発達するに従い高いところに上がった頭部を守るための反射だったよね．生涯みられる反射なので，大人でも転びそうなときは地面に手をつくと習った記憶がある．

宮本　だから12カ月であれば，足底把握反射はみられず，パラシュート反射はみられるはずだ．仮にこの症例で，足底把握反射が陽性かつパラシュート反射が陰性であれば，この子が立てない理由は脳にある．そして個人差の範疇ではなく何らかの病気があると考えるべきだろうな．

羊田　立つための準備を脳ができていないわけだからね．僕はそういった症例は宮本に紹介しているけど．

宮本　そうだな．MRI検査などが可能な病院の小児科に紹介するのが望ましいと思う．

▶ 乳幼児の発達の確認ポイント

- 消失する反射，出現すべき反射のチェックをしっかり行おう．
- 明らかな遅れがあれば専門医へ紹介を！

メイ子　原始反射や姿勢反射は12カ月相当なのに立てない子はどう考えればいいですか？

宮本　そのときは，まず筋力・筋緊張の評価が重要になる．仮に脳自体は立てるレベルまで発達していたとしても，筋力が弱ければ立つのは難しいだろう？　この症例はどうだった？

メイ子　正直，よくわかりませんでした．12カ月の小児の神経学的評価は難しいです．

宮本　確かにそうだな．特に筋力の評価は専門家が診察しても簡単ではない．神経や筋肉の病気をもったこどもをどれだけ診察したかが重要だな．見て，触って，叩いて，振って，伸ばして…とくり返すと，少しずつわかってくる．

羊田　家庭医にその経験値を要求するのは難しいな．

宮本　いや，一般の小児科医にもそこまでは要求できないよ．だから「この感じは○○病だと思います！」とまでは言えなくていい．「他の健康なこどもに比べると，少し柔らかい印象です．筋力も弱いように感じます」と言って紹介してもらえれば十分合格点だよ．もし評価に自信がない場合も安易に"大丈夫"と言わず，小児科医に紹介した方がいいだろうな．

メイ子　宮本先生は診察だけで○○病！とまでわかるんですか？

宮本　疾患によってはね．ただ，非典型例や軽症例は多くの疾患に存在するから，初診時診断と確定診断が違うことも決してめずらしくはない．

羊田　大事なのは診断への方向性を間違えないことだよね．

宮本　治療法のある疾患の場合には早期発見も重要だ．

メイ子　私の症例は…．

宮本　「ハイハイ・つかまり立ちをしない」以外の所見が正常だとすれば，シャフリングベビーの可能性が高いだろうな（実際にはシャフリングベビーのこどもは，特に下半身に筋緊張の低下を認めることが多い）．1〜2カ月ごとに経過を見ていけばいい．1歳過ぎて立ち上がり，1歳6カ月〜1歳9カ月で歩きはじ

めることが多いだろう．通常，その後の発達には問題がない．俺は1歳6カ月の時点でシャフリングベビーの可能性が高いことを説明し，1歳9カ月までは特別な検査をせずに経過観察としている．その説明だけで安心してくれる保護者も多い．もちろん1歳6カ月時点での評価に自信がもてなければ遠慮せずに紹介してくれ，「1歳6カ月で未歩行」はそれだけでれっきとした紹介理由になる．

羊田 経過観察しているときに気をつけることは？

宮本 当たり前のことだが，発育・発達の経過には注意が必要だ．**発達の停滞があった場合には経過観察を中止して，早めに専門医に紹介してほしい．特に発達の退行があった場合には緊急性があると思ってくれ．**

メイ子 「発達の退行は緊急！」ですね．覚えておきます．

▶ **こんなときは専門医に紹介を！**

- 明らかな発達の遅れがあるとき．
- 評価に自信がもてないとき．
- 経過観察中に発達の停滞，特に退行があったら緊急！

---

2 寝返りは追い越されても大丈夫！ ただし，その他の異常がないことの確認を！

メイ子 もう一例よいですか？

症　例：7カ月　男児
主　訴：運動発達の遅れ？（寝返りをしない）
胎生・周生期：特記事項なし
発育・発達歴：現在まで身体発育は正常範囲．4カ月健診では異常を指摘されず．
　　頸定は3カ月，坐位は7カ月で獲得したが寝返りをしない．

宮本 ATNRは？

メイ子 聞かれると思いました…．次回から忘れずにチェックします．

羊田 通常なら寝返りができるようになった後に坐位をするという順番だよね．この子は運動発達遅滞なの？

宮本 実は最近こういった発達の推移をするこどもを経験する機会が多い．寝返りが遅れる理由としては，うつ伏せ寝が危険との認識が広まり，うつ伏せの姿勢をとらされないこどもが増えたためでは？ などの説があるが，はっきりしたことはわかっていない．俺の印象では体格のよいこどもに多い気がする．**他の神経所見や筋力・筋緊張に異常を認めず，その他の発達が正常かどうかが重要だな．**

メイ子 えーっと…．教科書によると，ATNRが消えて，手掌把握反射が消えてものつかみをし，顔布テストが陽性で…，といったところでしょうか？ その他では人見知りもこの時期からですね．

宮本 一般的には寝返りとものつかみは，ほぼ同時期から観察できることが多い．寝返りは乳児が獲得する最も早い移動手段で，行きたい場所に行き，欲しいものに手を伸ばすようになるのさ．だから，ATNRと手掌把握反射もほぼ同時期に消失する（実際には手掌把握反射の消失が若干遅い）．この症例ではお座りができているわけだから，恐らくこれらの原始反射は消えていて，顔布テストは陽性だろうと思う．人見知りについては後日確認しておいてくれ．

羊田 では，このような症例にはどう対応しているの？

宮本 正常発達と評価しているし，特別な経過観察も行っていない．**心配している保護者には，「うつ伏せの嫌いなこどもは寝返りが遅れる傾向にあります」と説明している．**積極的にうつ伏せの姿勢を勧める必要はないけどな．

メイ子 わかりました！ じゃあ，よかったです！ とりあえず1カ月後に経過観察することにしてありますけど．

宮本 他の症状に異常がないことは再度確認しろよ！ また，**坐位の姿勢には注意が必要だ．両足を前に投げ出すようにし，両手を前に付かせると，比較的早い月齢で坐位ができるように見えるからな．7カ月のお座りは背筋を伸ばして，両手を付かなくても可能**なはずだぞ．

メイ子 大丈夫です！ お座りはとても上手でしたから！「寝返りは追い越されることがある」かあ．覚えておきます．

3 頸定の評価は5カ月になる前に必ずせよ！ "とりあえず1カ月後" は要注意！

メイ子 ほかにも発達が追い越されるものはあるんですか？ この症例の場合はどうですか？

> 症　例：4カ月　男児
> 主　訴：頸定の遅れ
> 胎生・周生期：特記事項なし
> 発育・発達歴：現在まで身体発育は正常範囲．
> 　3カ月健診時に頸定が不完全であると指摘される．4カ月時，予防接種で来院した際にも頸定が不完全な状態であった．

宮本 ほかに気になったところは？

メイ子 あやし笑いはしましたし，音への反応も良好．元気もありました．少し身体が軟らかい印象はありましたけど，私の印象なので自信はないです．

宮本 本当に首はすわってなかったのか？

メイ子 不安定だった気がします．

羊田 頸定はどう判断しているの？

宮本 図3のように，仰臥位から45°程度引き起こされたときに首が後屈しない

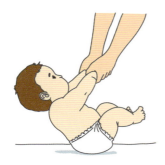

図3　引き起こし反応
仰臥位から45°引き起こし，首が後屈しなければ頸定を獲得している．

ことで判断している．ほかにはうつ伏せ姿勢から頭部を挙上できるか？ 縦抱き
の状態から前後左右に身体を傾けたときの頭部の安定性はどうか？ などの総
合的判断だな．

メイ子　正直迷うことが多いです．

宮本　そうだな．3〜4カ月の時点で90％のこどもで頸定を認めるとされている
が，実際にはほかの医師が頸定不完全と判断したこどもでも，翌日診察すると頸
定している場合もある．その時点1回だけの判断では難しいことも多いと思う．

羊田　対応はどうしているの？

宮本　「ちょっと不安定かな？」と思う場合には，**20分ほど時間をあけて再度診
察させてもらっている**．寝起きの状態や，激しく泣いている場合には正確な評
価が難しいからな．

メイ子　やっぱり経過観察が重要ですね！ 私もこの症例は1カ月後経過観察にし
てあります！

宮本　いや．1カ月後ではなく，**必ず5カ月になる前にもう一度チェックして
くれ**．

メイ子　どうしてですか？

宮本　理由は2つある．① 5カ月の時点で頸定を認めない児は，何らかの基礎疾
患をもっている可能性がきわめて高い．現在は早期治療が予後の改善につなが
る疾患もあり，早期に小児神経専門医の診察が望ましいという点．② 母子手
帳に記録された頸定時期が，4カ月なのか5カ月なのかは大きな違いがあると
いう点．要するに，4カ月ならば正常範囲だし，5カ月ならば発達の遅れを意
味する．この1カ月の差がとても大きいのさ．例えば1歳で明らかに運動発達
が遅れたこどもを診察する場合，頸定4カ月と記録されていれば「頸定の獲得
は正常で，その後から発達が遅れている」と評価されるし，頸定5カ月と記録
されていれば「頸定の獲得（生後すぐ）からの発達が遅れている」と評価され
る．専門医からみると，この違いは基礎疾患の鑑別をあげるうえで大きな違い
になる．頸定は生後はじめて評価される運動発達の指標だから，可能な限り正
確に評価する必要がある．

羊田　なるほどね．首のすわりの評価は安易に「とりあえず1カ月後！」ではい
けないんだな．

宮本　そうだな．**寝返りやつかまり立ちの遅れについては，それ以外の発達や神**

経所見が正常ならば経過観察でいいと思う．ただ，頸定の遅れはそれ以外に何の異常がなくても，専門医への紹介を必要とする状態と考えてほしい．発達の指標も，それぞれ重要性に違いがあるのさ！

▶ 正常と異常を見極めるコツ

- 「坐位はできるが，寝返りはまだ」など運動発達には追い越されてもよいものもある．総合的な判断が重要．
- 頸定だけは４カ月時点で正確な評価を行うこと．

4　神経所見の異常に気づくには，正常児の診察を習慣づけよ！

羊田　今日の話のなかでは，筋力・筋緊張の評価を含めた神経所見の重要性をくり返していたけれど，何か診察のコツはあるのかな？

メイ子　この本を１冊読めば完璧！みたいなマニュアル本はないんですか？

宮本　残念ながら，小児の神経診察はやはり専門的なトレーニングが必要な「芸・技術」だと思っている．マニュアル本や近道はないだろうな．だから，小児の神経筋疾患を診る機会の少ない家庭医や一般小児科医には，**正常なこどもを診察するときに筋力・筋緊張を積極的に評価する習慣をつけてほしい**．そうすると「おやっ，少し軟らかいかな？」と気づけるようになると思う．**病気で軟らかいのか？　それとも，軟らかいけれど病気でないのか？**　の評価は専門医に任せてくれ．

メイ子　経過観察する場合や専門医に紹介する場合に，こんな言葉を付け加えるといい！みたいなものはありますか？

宮本　経過観察をする場合には，単に「１カ月様子を見ましょう」とするのではなく，**「１カ月後に○○ができていたら問題ありませんよ！」と言ってあげることが重要だ**．その説明が思いつかない場合は専門医に紹介した方がいいだろうな．紹介するか経過観察するかで迷った場合には，「発達に関して少しでも気になることがあれば診させて欲しいと小児科医の先生も言っていますので，念のため紹介状を書きますね．でも実際にはその後，問題なく発達するこどもの方が多いんですけどね」と言って紹介すると少しは安心してくれると思う．可能であれば，そのこどもがその後どのように発達していったかのフィードバックを受けられるといいだろう．少しずつ紹介の適応が適切になっていくと思うぞ．

メイ子 ありがとうございました！ もう電車の時間なので帰ります．また来月顔を見せに来てあげますね！

まとめ

　発達の遅れについて相談された場合には，われわれ小児科医でも判断に迷う場合が少なくない．今までの発達の経過を詳しく問診し，**どの時点から発達が遅れたのかを確認してほしい．そして，その時点での発達の指標が1つだけ遅れているのか？ 複数遅れているのかをチェックしてくれ**．従来の発達に遅れがなく，遅れている指標が1つだけならば1カ月ごとの経過観察でいいと思う．その後も遅れの程度が広がっていくのなら専門医に紹介してくれ．ただし，例外は首のすわりについてで，これは遅れを疑った段階で，ほかの指標に遅れがなくても専門医への紹介が望ましい．

　またどの月齢や年齢であっても，発達の停滞・退行があった場合には重症疾患の可能性がきわめて高い．緊急性があると思って対応してほしい．

引用文献　1）佐々木征行：運動・言語発達の遅れ．小児科診療．77：1399-1404，2014

参考文献　・「乳幼児健診マニュアル第5版」（福岡地区小児科医会乳幼児保健委員会／編），医学書院，2015
　　　　　　・「乳幼児健診における境界児」（前川喜平，落合幸勝／編），診断と治療社，2010

◆ 家庭医からの一言 ◆

　今回は乳児期の発達の遅れについてディスカッションしました．乳幼児健診を行っている総合診療医は多いと思います．皆さん教科書を読んで，チェックポイントを把握し現場に臨みますが，なんとなく自信がないことはありませんか？ よくわからないので専門医に紹介したり，根拠はないけど「大丈夫」と保護者に話したり…実はこれ，トラブルシューティングに慣れていないためではないでしょうか？ 正常児をちゃんと正常児と判断できるようになるためにも，小児科医との話や発達外来の見学はとても有意義です．ぜひ，皆さんの地域の先生とも協力して，自信をもって「大丈夫」が言える健診を実践してください．　　　　　（大橋博樹）

118　　小児科医宮本先生、ちょっと教えてください！

Column

こどもの症候性てんかん

本書ではこどものけいれん性疾患を「大人になると自然に治る病態」であるとくり返し説明しています．比率としては（良性の）機会性けいれんや素因性てんかんのこどもが多い訳ですから，間違ってはいません．しかし，なかには症候性てんかんのこどもが存在します．彼らのなかには発達の遅れを示し，けいれんの治療に難渋するものがめずらしくありません．

私の専門は小児神経疾患・小児てんかんですが，細かく分ければ「乳幼児のけいれん性脳症」になります．けいれんを起こしたこどもから採取した脳脊髄液の電解質解析や，けいれん性脳症に対する新たな治療法の提案などを行ってきました[1~3]．

さまざまな治療を行った結果，多少は改善がみられるこどももいますし，全く効果のみられないこどももいます．彼らの治療は小児神経専門医・てんかん専門医の守備範囲になりますから，すみやかにわれわれ専門医へ紹介してください．

「どのタイミングで紹介すればいいですか？」と質問されることも多いのですが，「こんな症例を紹介してこないで欲しい！」と思うことは（主訴がけいれんであれば）ありません．「けいれんが多い」「小学校に入学した後にけいれんが起きた」など，どんな症例でも歓迎します．そのなかでも，急いで紹介してほしいのは「発達に遅れが出てきたこども」です．特に「従来正常発達と言われてきたが，最近（けいれんの発症・増加に伴い）発達が遅れてきたこども」は緊急性がある可能性が高いため，急いで紹介してください．一方，けいれんの頻度が高くても発達が正常範囲であり続けるならば，緊急性は低いと考えても大丈夫（な場合が多い）です．

てんかんのこどもを数多く診療するに従い，「こどもの評価において，発育発達の評価は何よりも重要」という思いを日々強くしています．こどもの診療に際してはいつも発育・発達に注意し，どんな質問にも自信をもって答えられるようにしてください．「発達についての質問は大歓迎！」と言えるときには，こどもを診療する能力が格段に高くなっているはずです．

文 献

1) Miyamoto Y, et al：Studies on cerebrospinal fluid ionized calcium and magnesium concentrations in convulsive children. Pediatr Int, 46：394-397, 2004

2) 宮本雄策，他：小児難治てんかんに対する新プロトコールリポステロイド療法．日本小児科学会雑誌，108：993-996，2004

3) Yamamoto H, et al：A new trial liposteroid (dexamethasone palmitate) therapy for intractable epileptic seizures in infancy. Brain Dev, 29：421-424, 2007

第 2 章 こどものさまざまな問題に応えよう！

2 体重が増えにくい
～ミルクを足すべき？
母乳育児を希望していたら？～

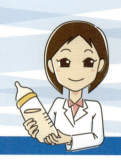

外来終了後のＴ病院外来奥休憩室．症例検討会終了後のメイ子先生が登場．

メイ子 宮本先生！ 羊田先生！ メイ子が顔を見せに来てあげましたよ！

羊田 そろそろ来る頃だと噂をしていたところだよ．宮本も首を長くして待っていたよ．

宮本 また余計なことを！ まあ，元気そうで何よりだ．ところでメイ子，元気そうなのはよいが，少し身体が大きくなったんじゃないか？ 横に….

メイ子 もうっ！ 本当に宮本先生って失礼ですよね，昔から！ と言いたいところですが，やっぱりわかります…？ 実家の食事がおいしくて…．クリニックも実家に隣接しているから，あまり歩く機会もないし….

宮本 まあ外見はともかく，運動不足はまずいと思うぞ．早く剣道を再開しろ！ それで今日はどんな相談だ？

メイ子 はい！ こんな話の後ですが，「体重が増えにくい乳児」の話です．

羊田 健診のときに体重が少ない子でもいた？

メイ子 健診のときに悩むこともあるのですが，今回は違う状況でした．予防接種に来たこどものお母さんが何となく元気がなかったので，「ほかに心配なことはありますか？」と聞いたら，「予防接種の話ではないのですが…」と話しはじめたんです．

> 症　例：4カ月　男児
> 主　訴：体重増加不良
> 胎生・周生期：特記事項なし．満期産．出生体重 3,100 g
> 発育・発達歴：発達について異常を指摘されていない．
> 現病歴：F市内の総合病院で出産．その病院では母乳育児を推奨している．1カ月健診のときも2カ月の予防接種のときも小児科の医師より「母乳で育てていますか？」と確認されていた．母親は体重の増え方が今一つかと感じていたので質問してみると，「十分です．このまま母乳で頑張りなさい！」との回答だったとのこと．ところが，3カ月の集団健診を保健所で受けたときに，担当の小児科医から「体重増加が悪いけど，どうしてミルクを足してないの？」と，かなり厳しい口調で言われた様子．現在の体重 5,500 g．

メイ子　その後，お母さんが混乱してしまって…．

宮本　それで，今はミルクを足しているのか？

メイ子　いいえ．本当に必要なのかわからないので，まだ足していないそうです．かと言って総合病院の先生の言うことをそのまま信じてもいいのかも不安で，かかりつけ医を私のところへ変更したと話していました．

羊田　なるほどね．たしかに母乳で育てたいというお母さんは多いよね．

メイ子　そうなんですよ．結構困るときもあります．宮本先生はどのようにしているのですか？

宮本　状況によってミルクを足す場合も足さない場合もある．

羊田　基本的な考え方を教えてほしいな．お母さんにもどんな説明をしたらいいか知りたいし．

メイ子　ぜひお願いします！

1 まずは母乳育児について理解を深めておくべし！

宮本 まず母乳育児について考えてみよう．母乳育児の定義ってわかるか？

メイ子 母乳を乳児に与えることですよね…．母乳で育てることかな？

羊田 大雑把に言えばそうだろうけどね．でも，母乳以外のものを一切与えないことが母乳育児なのか，少しでも母乳を与えれば母乳育児なのか，はっきりわからないことも多いね．また，母乳育児という言い方だけでなく，「母乳栄養」「母乳哺育」などと言う人もいるし．

宮本 そうだな．現在までにさまざまな定義が提唱されているが，はっきりと確立したものはないようだ．だから，話題にするときには「この人はどんな意味でこの言葉を使っているのか？」を確認した方がいいだろうな．

羊田 確かにね．「ミルクを足してみましょうか？」と言ったら「何とか母乳育児をしたいんです！」と涙ぐんだお母さんがいたけれど，別に「母乳を飲ませないで！」と言ったわけではないのに…．

メイ子 そのお母さんにとっての「母乳育児」は，母乳以外のものを与えないことだったのですね．

宮本 そういうことだろう．一応今日の話のなかでは，母乳を乳児に与えることを「母乳育児」，日常的に母乳以外を与えないことを「完全母乳」，日常的に母乳とミルクを与えることを「混合栄養」と呼ぶことにする．疑問があればその都度聞いてくれ．

1）母乳育児が推奨される背景とは

メイ子 具体的には母乳育児にはどんなメリットがあると考えられているんですか？

宮本 2007年のreviewでは，先進国において，母乳育児は感染症・アレルギー・悪性腫瘍・肥満・糖尿病・乳幼児突然死症候群の発症を有意に減少させるとしている[1]．ただし，この場合の母乳育児は混合栄養の児も含んだ検討だ．

メイ子 それだけ聞くと魔法の薬ですね…．

宮本 しかし，近年では全世界的規模で母乳育児が推奨されているから，一般には収入や教養が高い親の方が母乳育児に熱心と言われている[2]．そのため母乳自体にこれらの効能があるのか，母乳育児が行われる環境（健康志向が強く裕

福な家庭が多い）に効能があるのかを証明するのは難しいだろうな.

メイ子 二重盲検の無作為割付けによる比較などはできないですからね….

羊田 世界保健機関（WHO）は世界的に母乳育児を推進しているよね！ どんな背景なの？

宮本 母乳育児の推進活動は，「発展途上国で不衛生な水で溶いた粉ミルクを与えられた赤ちゃんが感染症で死亡した」ことによりはじまった[3]. 1989年には国際連合児童基金（UNICEF）とWHOが共同で，「母乳育児成功のための10カ条」を発表した（**表1**）. さらに1991年からは，10カ条を実践する産科医療施設を「Baby Friendly Hospital」として認定している. わが国では，日本母乳の会がUNICEFから委託を受けて「赤ちゃんにやさしい病院」と和訳して認定しているんだ.

メイ子 「赤ちゃんにやさしい病院」ですか？

宮本 個人的には，「やさしい」「やさしさ」という多面的なものを「母乳育児」に関して，その一点で決めてしまう和訳には異論がある. さまざまな事情で母乳育児ができない母親・家庭もあるのに，母乳育児ができないと「やさしくない」みたいじゃないか？

羊田 そういう意図ではないだろうけど，宮本のように受け取って気にする人もいるだろうね.

表1 母乳育児を成功させるための10カ条（WHO/UNICEFによる共同声明）

1) 母乳育児の方針をすべての医療にかかわっている人に，常に知らせること
2) すべての医療従事者に母乳育児をするために必要な知識と技術を教えること
3) すべての妊婦に母乳育児のよい点とその方法をよく知らせること
4) 母親が分娩後，30分以内に母乳を飲ませられるように援助をすること
5) 母親に授乳の指導を十分にし，もし赤ちゃんから離れることがあっても母乳の分泌を維持する方法を教えてあげること
6) 医学的な必要がないのに母乳以外のもの，水分，糖水，人工乳を与えないこと
7) 母子同室にすること. 赤ちゃんと母親が1日中24時間，一緒にいられるようにすること
8) 赤ちゃんが欲しがるときは，欲しがるままに授乳をすすめること
9) 母乳を飲んでいる赤ちゃんにゴムの乳首やおしゃぶりを与えないこと
10) 母乳育児のための支援グループをつくって援助し，退院する母親に，このようなグループを紹介すること

（文献4より引用）

宮本　ちょっと配慮に欠ける気がするんだよ．

メイ子　宮本先生は母乳育児についてどう考えているんですか？ T病院の方針は？

宮本　人間も哺乳動物だから母乳を与え，母乳育児を行うのは自然なことだと考えている．だからT病院でも母乳育児を推進しているよ．具体的な母乳育児支援の方法については，興味があれば成書を読んでみてくれ．

2）母乳育児の絶対禁忌とは

メイ子　先ほど少し話に出た，「母乳育児ができない」状況にはどのようなものがあるのですか？

宮本　一般的には母親がある種の薬物を飲んでいる場合やある種の疾患に罹っている場合だな．表2，3を見てくれ．基本的にはこの表に従って構わない．現在の日本で考えれば，① **母親が抗がん剤を使用している場合**，② **母親がHIVに感染している場合**，の2つが代表的な絶対禁忌だろうな．ほかは頻度が少なかったり特殊な状況であったりするから，家庭医がかかわるケースは稀だと思う．その他に児が先天代謝異常である場合には，疾患によって特殊なミルクで

表2　母乳栄養を避けるべき薬物

1）細胞毒性薬物：抗がん剤など

2）依存性の高い薬物：覚醒剤，コカイン，麻薬など

3）ラジオアイソトープ性の薬物：放射性同位元素（I^{131}など）
　　検査，治療終了後は可能

4）向精神薬，麻酔薬など

注）上記以外の一般的な薬物については，母乳栄養を中止する必要はない

（文献5より引用）

表3　母乳栄養を避けるべき疾患

1）HIV，HTLV-1陽性の場合

2）感染症（排菌性のあるもの）：結核など

3）プリオンの関係するもの：クロイツフェルト－ヤコブ病など

4）悪性腫瘍：化学療法などが必要な場合

5）精神疾患：向精神薬が必要な場合，重症のうつ病で育児が困難な場合

（文献5より引用）

哺育する必要があるが，家庭医がこの状況に遭遇する機会はそれこそ特殊なので，詳細な説明は省かせてくれ．

メイ子　HTLV–1 感染は HIV 感染よりも頻度が高いと思いますが，絶対禁忌ではないのですか？

宮本　母親が HTLV–1 キャリアの場合だが，① 全く母乳を与えなくても母子感染が起こりうること，② 短期間（3カ月未満）の母乳育児では母子感染率を有意に上昇させないこと，③ 加熱や冷凍によって感染性を消滅させられること，から絶対禁忌でなく相対禁忌と考えられている．しかし，「安易に人工栄養を勧めるべきでない」[6] とする意見も，「人工栄養を指導すべき」（米国では禁忌と考えられている）[5] とする意見もあり，意見の分かれるところだ．ただ，最近は感染のリスクを避ける方向の指導が多くされている．

羊田　お母さんが風邪やインフルエンザにかかってしまった場合はどうすればいいの？

宮本　さまざまなウイルスで児への感染リスクが発生するから，母乳継続のメリットと感染リスクの両者を考えて判断する必要はあると思う．ただ，先ほどあげた薬や感染症を除けば，原則母乳育児を継続して構わないと考えている[6]．

羊田　少し前に偽母乳を通信販売した事件があったよね．あれは論外として，母乳バンク的な取り組みも聞いたことがあるけど…．

宮本　世界的には衛生的な水が手に入らない地域も多く，母親以外の母乳を与える選択肢は十分にメリットがある．また，早産児では早期に母乳育児を行われた児で，敗血症や壊死性腸炎の発症頻度が少ないという報告があり[7, 8]，日本でも治療の一環として母親以外の母乳を与える試みを行っている病院もある．しかし，現在の日本では母乳の代替品としてミルクも衛生的な水も手に入るのだから，自宅で生活している児については当然ミルクを使うべきだと思う．感染のリスク（異常プリオンについては不明なことが多いし，未知のウイルス混入の可能性もある）からも他人の母乳をもらうことは決して勧められない．あの偽母乳の事件は現在の母乳育児を取り巻く環境の負の一面（何としても母乳育児をしなくてはならないと母親が追い込まれてしまう）を色濃く反映していると思っている．

メイ子　それでは宮本先生，そろそろ体重増加の話をお願いします．

2 成長曲線を確認せよ！ 体重よりも成長の過程に注目

宮本 成長曲線を持ってきたか？

メイ子 「まず成長曲線を付けろ！」が先生の口癖でしたね．体重の成長曲線がこれです（図1）．

宮本 出生体重が3,100 g，1カ月が3,500 g，今4カ月で5,500 gだな．授乳時間や1日の授乳回数，排尿・排便回数はどうだ？

メイ子 1回の授乳時間は20分程度，1日に10回程度は授乳をしています．排尿は頻回にあるそうです．排便も毎日ありますね．

宮本 4カ月時点での身体所見に何か気になることはなかったか？

メイ子 診察中は少し不機嫌でしたね．でも，小柄ですけど活気もあるし，筋緊張や皮膚のツルゴールも気になりませんでした．

羊田 当然，首もすわっていたんだよね？ 発達には問題なさそう？

メイ子 首はしっかりすわっていました．発達は4カ月相当で問題ないと判断しました．気になるのは体重増加だけと考えています．この子についてどう考えればよいですか？

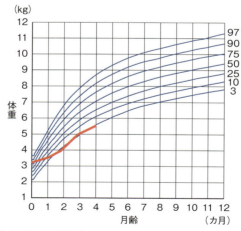

図1 相談症例の成長曲線
出生時〜1カ月は50，25，10パーセンタイルのラインを横切っているが，1〜4カ月の間は3パーセンタイルのラインを横切ることなく，ほぼ平行に体重が増加している．

宮本 まず，成長曲線で出生時から1カ月までの体重増加の推移を見てほしい．50，25，10パーセンタイルの3本のラインを横切っているのがわかる．**比較的短時間で2本以上のラインを横切るときは要注意**と考えてくれ．

羊田 なるほど．この子の場合は1カ月までの体重増加は要注意と考えてよいのか…．

宮本 一方で，1カ月から4カ月までの体重増加の推移を見てくれ．3パーセンタイルのラインを横切ることなく，ほぼ平行に体重増加がみられるだろう．

メイ子 確かにそう見えます．

宮本 1カ月から4カ月の体重増加の推移は，成長曲線に沿って大きくなっているため，特段問題がないと考えていいだろう．評価としては「1カ月まで体重増加が少なめであったが，1カ月から4カ月までの体重増加は正常範囲である」でいいと思う．個人的にはこのケースにおいて，1カ月健診のときに「問題がない！」と言われていることは気にかかるな．もう少ししっかりと経過観察すべきと思うが…．

羊田 僕らは4カ月の時点で，どのように伝えればいいのかな？

宮本 「少しお母さんの母乳が出てくるまでに時間がかかったみたいですね！でも1カ月以降の体重増加は成長曲線のラインに沿っているので，心配しなくてもいいですよ！」という感じで説明していることが多いな．

メイ子 わかりました！ではミルクは足さないでいい！ですね．

羊田 そのほかにどんな状況であれば母乳不足を疑えばいいのかな？

宮本 トータルで考えることが重要だと思う．**排尿・排便の状態，活気の有無，筋緊張や皮膚のツルゴール，授乳後の状況，授乳時間，授乳間隔などが重要**だな．

メイ子 具体的にはどんな状況が多いのですか？

宮本 活気不良や筋緊張低下・皮膚のツルゴール低下は，重度の脱水や重症な疾患の徴候の可能性があるので，直ちに小児科医へ紹介してくれ．排尿・排便回数は体重増加率に比例するように減少しているのなら，哺乳量が足りない可能性がある．その他には，20分を超える授乳時間，2時間未満の授乳間隔，授乳後の不機嫌などがみられる場合は注意して経過をみている．そのうえで成長曲線の推移をしっかりとみていく必要がある．

メイ子 成長曲線は大事なんですね．

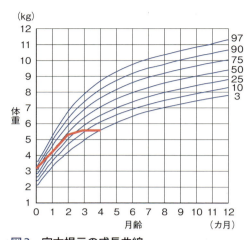

図2　宮本提示の成長曲線
2〜4カ月の間で50, 25, 10パーセンタイルのラインを横切っている.

宮本　メイ子，例えば成長曲線がこんな感じ（図2）だったらどうすればいいと思う？　4カ月時点での体重はメイ子の症例と同じだと考えてくれ．

メイ子　2カ月までの体重増加は順調ですね…．以降の体重増加は少ないです．

宮本　2カ月から4カ月の間で，50, 25, 10パーセンタイルの3本のラインを横切っているよな．体重増加不良を強く疑う成長曲線と考えていいだろう．

羊田　この場合はミルクを足すの？

宮本　まず，**母親の食事や授乳の状況などについてゆっくり話を聞いてみることだろうな**．できれば母親にクリニックで授乳してもらい，授乳前後で体重測定をすることにより，1回哺乳量を計算するとその後の指導がやりやすいと思う．この時期の平均的な1回授乳量は180 mL程度だから，哺乳量がかなり少なければ積極的な介入が必要だろう．そのうえで，母親の母乳育児への思いや今まで受けてきた指導についても確認してほしい．それから，**体重増加不良の原因は母乳不足だけでなく，こども自身の疾患や障害である可能性もある．それを見逃さないことは常に重要だ**．発達と筋緊張・筋力を評価することの重要性は，前回話したよな（「第2章1. 乳幼児の発達の遅れ」参照）．

メイ子　いろいろ大変ですね…．

宮本 この成長曲線（図2）であれば積極的にミルクの追加を勧めるべきだろう．ミルクを足した後も頻回な経過観察と体重測定は必ず行ってくれ．

メイ子 体重よりも成長の過程が重要ということですね！ 同じ体重でも，ミルクを足した方がいい場合も足さなくてもいい場合もあるんだ！

▶ **ミルクを足すかどうか考えるときのポイント**
- 母乳育児が推奨されているが，禁忌やリスクについては十分認識すること．
- 現在の身長体重でなく，成長の過程が重要である．

3 お母さんが食事制限をしていないかも聞くべし！

宮本 さらに言えば「足す必要がない＝足してはいけない」ではない．メイ子の症例ではお母さんや赤ちゃん，その周囲はどんな雰囲気だった？

メイ子 そうですね…．お母さんはだいぶ痩せてしまって，かなりやつれたように見えました．顔色も少し悪かったですね…．こどもは少し反りが強くて，クリニック内では不機嫌でした．3歳のお姉ちゃんも連れてきていたのですが，お姉ちゃんもお母さんの顔色を窺っているところがあり，あまり雰囲気はよくなかったですね…．もともとはもっと元気なお母さんでしたから，気にはなりました．

宮本 お母さん自身は何か食事制限をしていないか？

メイ子 確認しませんでした…．

宮本 もしお母さんが何らかの食事制限をしているようであれば内容を確認して，過剰な食事制限は解除した方がいいだろう．お母さんが痩せているのが気にかかる．

羊田 授乳中に食事制限をするお母さんって多いの？

宮本 経験的にはかなり多いと思う．① 授乳中に母親が食べたものによってアレルギーになるという考え方と，② 乳腺炎などの予防のため，の2点によることが多い．

メイ子 効果はあるんですか？

宮本 母乳とアレルギーについてはさまざまな意見があって，一定の結論は出ていない．兄や姉が強いアレルギー体質である場合や，その赤ちゃん本人が授乳

期間にどんどん湿疹がひどくなるようなときは対応が必要かもしれないが，そうでなければあまり気にしなくてもいいと思っている．乳腺炎については母親の食事との関係がいろいろ言われているが，これもどの程度ならいいかの基準が曖昧だな．

羊田　具体的にはどういうアドバイスがいいのかな？

宮本　バランスのよい食事を勧める程度でいいと思っている．「あれはよくないから避けましょう．それはよいから積極的に摂りましょう」とアドバイスすると，人によってはかなり偏った食生活をする人がいるからな．以前，助産院の乳房外来で「牛は草しか食べないからよい牛乳が出ます！野菜を食べてください！」と指導されたと，動物性の食品を制限している母親がいたが…．

メイ子　牛は基本的に草食動物ですからね．

宮本　世界的に有名なスポーツ選手のなかにもベジタリアンの人は少なくないし，野菜中心の生活を否定するわけではない．ただ，一般市民が栄養学の知識がないまま動物性タンパク質を除去すると，どうしても低カロリーで偏った食生活になり過ぎる傾向がある．また，カルニチンは肉類に，DHAは魚介類に多く含まれているので，やはり適量摂取した方がいいとは思っている．「過ぎたるは猶及ばざるがごとし」ということだな．

メイ子　私がそのお母さんにできることがありますか？

宮本　むしろ家庭医の出番だと俺は思っている．小児科医は良くも悪くも「こどもが中心」なんだよ．成長の程度や疾患の有無などばかりに注目してしまう．だから「ミルクを足すか否か」がアドバイスの中心になりがちだ．一方で，メイ子がお母さんやお姉ちゃんの状況をよく観察しているのはすばらしいと思う．こどもは家族の一員だから，その母乳育児が周囲に与える影響も考えないといけない．一生懸命母乳育児をやって，その結果として赤ちゃんが小さく，母が痩せ，姉の元気もない…．そうなったら，なんのための母乳育児なんだろう？自分のこどもを胸に抱き，愛おしいと感じる，家族もその姿を見て新たな家族の誕生を喜び「家族の和」を築いていく．母乳育児はその手段の1つであって，決して目的ではないと思う．「母乳さえ与えれば健全な母児・家族関係が築ける」というほど単純ではないし，「母乳育児ができないと健全な母児・家族関係が築けない」などというほど脆弱でもない．家族全員を診ている家庭医にしかできないアドバイスもあると俺は思っている．今回メイ子がもってきた症例

については，ミルクを足さなくてもいいと思うが，次にクリニックに来るときには，お母さんもお姉ちゃんも笑顔で来てくれるようなアドバイスをしてあげてくれ．

メイ子 ハードルが上がりましたね，でも頑張ってみます！ 電車の時間なので行きますね！ ありがとうございました．

▶ **母親が育児に悩んでいたら…**
こどもだけでなく，母親をはじめ家族全員の様子も気にしてみよう．

まとめ

　「母乳育児が自然で，母児にとって最適である！」という考え方は支持するが，「絶対そうすべき！」でも「そうでなくてはならない！」わけでもない．それぞれの家庭にさまざまな事情があり，医療者が母乳育児を押しつける必要もないと考えている．一方で，母乳育児を希望される家族に対する支援はしていきたい．ただ，「必ずしも完全母乳にこだわる必要はありませんよ」というメッセージは伝えるように心がけている．重要なのは「愛情をもって育てること」であり「母乳で育てること」ではないはずだ．「母乳がよい！」と頑なに思い込まされている母親へのアドバイスは必ずしも容易でないが，家庭医の「家族全員の視点に立ったアドバイス」は非常に有効であると思っている．

引用文献　1) 清水俊明：母乳育児とは．小児内科，42：1570-1573，2010
　　　　　2) 朝山光太郎：生活習慣病と母乳．小児内科，42：1649-1652，2010
　　　　　3) 位田 忍：人工乳哺育（育児）支援のポイント．小児内科，42：1698-1701，2010
　　　　　4) UNICEF：母乳育児成功のための10カ条
　　　　　　 http://www.unicef.or.jp/about_unicef/about_hospital.html　（2018年4月閲覧）
　　　　　5) 合阪幸三：母乳育児が行えない理由と対応．小児内科，42：1694-1697，2010
　　　　　6) 西村一記：須磨崎亮．ウイルス感染と母乳．小児内科，42：1673-1676，2010
　　　　　7) 矢島智枝子：母乳の合併症抑制効果に関するエビデンス－敗血症・新生児壊死性腸炎．周産期医学，45：505-509，2015
　　　　　8) Herrmann K & Carroll K：An exclusively human milk diet reduces necrotizing enterocolitis. Breastfeed Med. 9：184-190, 2014

参考図書　・「母乳育児支援スタンダード 第2版 」（NPO法人 日本ラクテーション・コンサルタント協会／編），医学書院，2015
　　　　　　▶ 母乳育児を積極的に推進する立場の図書です．お母さんへ母乳育児のアドバイスをする際に役立ちます．

◆ 家庭医からの一言 ◆

　"完全母乳はこんなに優れている！完全母乳育児を勧めよう！"というのは，もはや小児科医だけでなく，保護者の常識でもあります．しかし，現場で困っているのは「完全母乳が実現できないお母さんへのケア」ではないでしょうか．今回はそこに注目してみました．声高々に完全母乳だけを勧めていたら，十分な母乳が出ないで体重増加不良を起こしている児のお母さんはより焦ってしまいます．罪悪感すら覚えてしまうお母さんもいます．完全母乳は理想だけど，育児は完璧にはいかないもの．どこを着地点としてお母さんとコミュニケーションがとれるか？小児科医とともに悩んでみませんか？

（大橋博樹）

第2章 こどものさまざまな問題に応えよう！

3 発達障害を疑うこどもに，どう対応する？

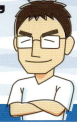

外来終了後のT病院外来奥休憩室．症例検討会終了後のメイ子先生が登場．

メイ子 こんにちは！ お二人とも変わりなさそうですね！

宮本 メイ子も元気そうだな！ それで，今日はどんな相談だ？

メイ子 今日は私の姉の子についての相談です．

羊田 メイ子ちゃんお姉さんがいるんだ．

メイ子 紹介したことありませんでしたっけ？ 美人で，英語がとても上手で，すごく優秀な姉ですよ！ 大学卒業後に外資系企業に就職し，もう10年近くロンドンにいます．イギリス人の男性と結婚してこどもも生まれ，もうすぐ5歳です．

宮本 「英語が得意だから優秀」って意見には必ずしも賛成でないが，とにかく美人で優秀ってことはわかった…．本当にメイ子のお姉さんなのか？

メイ子 またそんな意地悪を！ 正真正銘私の姉ですよ！ その姉の子ですが，言葉の発達が遅いとロンドンの医師に指摘されたそうです．

1 言葉の遅れ？　～育児環境を確認せよ！～

症　例：4歳　男児（英国在住：父は英国人・母は日本人）
胎生・周生期：特記事項なし
発育・発達歴：発育および運動発達は正常範囲.
既往歴：特記事項なし
現病歴：3歳時に言葉の遅れを指摘されたが, 経過観察とされていた.
　4歳時にも言葉の遅れを認め, そのほか不機嫌で癇癪が強いこと
　も指摘され, 知的障害・発達障害の疑いで精査を勧められた.

メイ子　先日, 姉から電話があったときに,「発達障害なんてそんなはずないから日本の病院で診てもらう！ ロンドンの医者の間違いを証明してやるからいい医者を紹介して！」と言われているんです.

宮本　間違いなくメイ子のお姉さんだな…. そもそもどういう育児環境なのか教えてくれ. その子の父親は日本語を話せるのか？

羊田　お姉さんの一家はずっとロンドンで暮らしているんだよね？ 言葉の遅れというのは英語？ 日本語？

メイ子　姉の旦那さんは日本語を全く話せません. 当然姉との会話は英語ですし, 家族内の会話は英語中心です. でも姉はこどもにも日本語を話せるようになってほしいと思っているので, 姉がこどもに話しかけるときには日本語を使っています. 指摘されているのは英語での言葉の遅れです.

宮本　日本語はどうだ？ その他に自閉傾向などはあるのか？

メイ子　先月姉が帰国したときにこどもと会ったのですが, 日本語はずいぶん遅れています. 日本語だけの文章は簡単な二語文程度です. 長い文章を話そうとすると英語が混じってくる感じで…. 日本にいるときには不機嫌なことが多いと姉は話していましたが, 実際に機嫌が悪く実家にも長い時間は滞在しなかったので, 自閉傾向の有無まではわかりませんでした.

宮本　ちょっとその話だけでは何とも言えないな. 実際に俺が診察してみても, 英語の発達がどの程度遅れているのか評価もできないので,「ロンドンの医師

134　小児科医宮本先生、ちょっと教えてください！

とよく相談してください！」としか言えない.

メイ子 何かアドバイスはありませんか？

宮本 その子の発達に本当に問題があるのか，環境の要因が大きいのかはわからない．ただ**両親の母国語が違う場合に，こどもに言語発達の遅れがみられることは比較的よく経験する．その場合には家庭内の使用言語を統一してもらうように勧めている**．メイ子のお姉さんのケースだと，まずはこどもに常に英語で接するようにした方がよいだろうな.

羊田 最近英語の早期教育が盛んに宣伝されているけれど，あれはよくないの？

宮本 個人的にはお勧めしないが，悪いと断定はできない．言語的な才能をもった子の能力を伸ばすためにはとても有効なのかもしれないからな．その子の日本語の発達が正常範囲ならば，あえて禁止する必要はないと思う．ただ，言語発達遅滞を主訴に受診した子が，リンゴの絵を見て「apple」と言っている場合には，「まずしっかりと日本語を覚えましょう！」とは説明している．最初に環境的な不利を取り除いてあげないといけない.

メイ子 わかりました．姉にそう話してみます.

2 そもそも"発達障害"とは

羊田 言葉の遅れもそうだけれど，最近「落ち着きがない」「集団生活になじめない」「勉強がとても苦手」といったような，発達障害を心配して相談にくるこどもが多いよね.

メイ子 私のクリニックでも多いですよ.

羊田 初期対応について，何か工夫はあるのかな？困ってしまうことも多くて.

宮本 わかった．ただ，この分野は診断基準や診断名が今でも頻繁に変更される．発達障害の病名については，今後も改定が続いていくだろう．米国精神医学会の「DSM」やWHOの「ICD」に準拠して用いられることが多いが，2013年に発表された「DSM」の最新版である「DSM-5®」には「アスペルガー障害（症候群）」という病名が含まれないことは比較的有名だと思う．病名や言葉の定義については，今後各自で知識の更新を行ってくれ.

羊田 わかった．自分で教科書も読んでみるよ.

宮本 それと，今日の話は自分で診療を行っているなかで感じた「個人的な意見」が多いと思う．教科書的でない部分も多いことを理解してほしい．

メイ子 わかりました．でも大丈夫ですよ！宮本先生の話はいつも個人的な意見が多くて教科書的ではないですから！

宮本 そもそも「発達障害」という言葉はさまざまな使われ方をする．医療関係者が用いるのは，① 知的障害や肢体不自由，視力や聴力の障害を含む，あらゆる発達の障害を含む場合と，② 認知，コミュニケーション，社会性の発達が障害された状態をさす場合がほとんどだと思う．今ここでは②について議論している訳だよな．今回は②のことをさして「発達障害」として話を進めるぞ．

メイ子 私は②の意味以外で「発達障害」という言葉を使ったことがないです．

宮本 ①は知的障害や視力障害とした方が伝わりやすいからな．2000年代には，②のなかで知的障害が軽度（またはない）の人たちを「軽度（の）発達障害」と呼ぶことが多かった．

羊田 知的障害が軽度という意味なのかな？

宮本 そう．最近では頻度の問題などから，「軽度（の）」を外して「発達障害」と呼ぶことが多いと思う．この（軽度の）発達障害はもともとは ⓐ 注意欠陥・多動性障害（ADHD），ⓑ 高機能広汎性発達障害（HFPDD），ⓒ 学習障害（LD）の3症候群をさした．現在ではⓐは注意欠如・多動性障害（ADHD），ⓑは自閉症スペクトラム障害（ASD），ⓒはその代表的なタイプである発達性読み書き障害（dyslexia）と呼ばれることが多い．

メイ子 少し私の覚えた病名と違いますね…．最近は障害って言葉も使わないと聞いたんですが．

宮本 厳密な言葉の定義をすることが今回の話の主眼ではないので，言葉の変遷については省かせてくれ．興味があれば成書には細かく記載されていると思う．

▶ **"発達障害" の定義**

- 認知，コミュニケーション，社会性の発達が障害された状態をさすことが多い．
- "軽度の発達障害" には注意欠如・多動性障害，自閉症スペクトラム障害，発達性読み書き障害の3つがある．
- 病名や定義は頻繁に改定されるので，知識の更新も忘れずに！

第2章 -3

3 症状の急な進行には要注意！
知的障害としつけの状況の確認も！

宮本 表を見てくれ．発達障害の児によくみられる症状が記してある．

羊田 よくわかるけれど，こういった傾向をもつこどもはかなり多いよね．

メイ子 例えば先日来院したこういうこどもに，どのように対応すればいいです
か？

症　例：6歳　男児

主　訴：授業中に座っていられない

胎生・周生期：特記事項なし

発育・発達歴：正常範囲と考えていた．3歳児健診までの健康診査
　では異常を指摘されていない．

現病歴：保育園では4歳頃から落ち着きのなさを指摘されていた．
　保育園から母親へ療育センターへの受診を勧めたが，受診歴はな
　い．小学校入学後，授業中に自席に着席することが困難であった．
　その後，遊びのルールが守れない，同級生にからかわれて癇癪を
　起こすなどの症状が出現したため，学校の教師より受診を勧めら
　れた．

宮本 よく経験するシチュエーションだな．

羊田 最近はもっと早い時期に相談を受けることが多い気もするけれどね．

宮本 まず行っているのは，より詳細な発達歴と気になる症状の出現時期の再確
認だな．

メイ子 お母さんは「正常でした」って．

宮本 そこをもう少し掘り下げてほしいのさ．例えば発達障害を疑う症状には，
「落ち着きがなくすぐにどこかに行ってしまう」「気に入らないと癇癪を起こす」
「順番が待てない」「片づけができない」などがあるよな？　でもこれらの症状
は，こどもであれば発達の過程のなかで誰もが多少なりとももつと思う．「異
常を指摘されたことがない」というのは，「全く症状を認めなかった」と同じ意

137

表　発達障害児によく見られる状況

年齢	状況
〜1歳	● 目が合いにくい　● 抱きにくい　● 夜泣きがひどい　● 喃語が少ない ● 「バイバイ」などの簡単な声かけの理解が難しい　● おとなしくあまり手がかからない
〜1.5歳	● 指差しをしない　● 発語がない　● 名前を呼んでも振り向かない ● 周囲の人への関心が少ない　● 模倣行動をしない ● 動きが活発でじっとしていることがほとんどない
2, 3歳	● 他者とかかわるための「ことば」が少なくオウム返しが多い ● ごっこ遊びへの関心が少ない　● 物を並べたり回転する物を見ているのが好き ● 高いところでも怖がらずに登る　● 苦手な音や感触がある ● 偏食が強い　● 睡眠のリズムが整いにくい
就学前	● 集団のなかでの指示を理解し行動することが苦手 ● 「決まった手順」のこだわりがあり変更を嫌がる ● 他児との「ことば」のやりとりが苦手で上手に一緒に遊べない ● 文字・マーク/電卓などへの関心が高い ● 道路を渡るときなど「危険」を感じず突き進むことがある ● 洋服の着脱を1人でするのが苦手
小学生	● 授業時間中にじっとしているのが苦手　● 勉強についていけない・忘れ物が多い ● 整理整頓が苦手　● 物をなくしたり忘れることが多い ● 遊びのルールを覚えるのが難しい　● 他児と協調して行動するのが苦手 ● 「冗談」が理解できず浮いてしまう　● 登校を渋る ● からかわれたりいじめられたりすることがある
中学生以上	● 学習面での得手・不得手が顕著　● 興味のあることへの関心が強いか偏っている ● 友だちとの交流を好まない/「仲間」ができにくい

（文献1より引用）

味ではないはずだ.

羊田　なるほど，そういうことか.

宮本　学童期になって多動や他害行為を指摘されたときに，その児が乳幼児期にとても穏やかで落ち着きがあった場合と，以前よりそういう傾向があった場合ではまず考えることが違う.

羊田　まずはどんなことを考えているの？

宮本　**乳幼児期には穏やかだった児の場合，いつも第一に考えるのは，「重篤な神経疾患の初期症状としての性格変化ではないか？」**ということになる. 例えば副腎白質ジストロフィーなどは，発達障害の児と同じ主訴で来院したりするからな.

メイ子　急な変化には要注意ということですか？

宮本 一般論だが，発達障害の児は就学前から何らかの徴候や傾向を示すことが多い．学童期になって急にそういう徴候が出現した場合には，変性疾患の可能性を念頭におくべきだろう．

羊田 ただ，就学後に症状が目立つようになる児はめずらしくないよね．

宮本 もちろん，環境の変化や新たに要求されたルールに対応できず，症状が目立つようになることはめずらしくないので，必ずしも鑑別は簡単でないけどな．

羊田 症状が持続している期間についてはどう考えればいいのかな？

宮本 症状の持続期間は診断に直結するので，詳しく聴取してほしい．ASDでは，対人および社会的なコミュニケーションの障害と，限定された興味・活動・行動の反復が，発達早期から認められることが診断に必要だ．ADHDでは，不注意や多動性・衝動性が12歳以前から出現し，日常生活を過ごす2つ以上の状況（学校と家など）で6カ月以上続くことが診断基準に含まれている（「第2章5. 園医・校医を頼まれたら」参照）．環境による症状の変化はあったとしても，幼少期から長期間継続することが重要ということだ．一般的な診断基準については成書や文献2を参考にしてくれ．

メイ子 症状が急に進行した場合には予後不良な変性疾患などを疑い，症状の軽快と増悪をくり返しながら長期間持続する場合には発達障害の可能性が高い，と考えてよいですか？

宮本 おおむねそう考えてよいと思う．予後不良な変性疾患では症状が軽快することはないからな．

> ▶ **発達障害と変性疾患を見極めるポイント**
> 幼児期からの発達の過程（その症状が急な変化かどうか）をチェックすることが重要．

メイ子 そうすると，私の症例は発達障害の可能性が高いですよね．そのほかにはどんな点に注意すればいいですか？

宮本 知的障害の有無と，児のおかれている環境の確認が重要だと思う．

羊田 おっと．教科書的な内容から離れてきそうな予感がするね．

宮本 まず知的障害について，悪い言い方かもしれないが，「先生が授業をしているときには，自分の席に座って話を聞こう」と理解できる知的水準にそもそ

も達していなければ，当然座っていられない．先ほど話したように発達障害は，知的障害が軽度のことをさすことが多く，もともと中等度以上の知的障害があれば多動傾向や衝動性はあっても自然だと考えられていたからな．ただ最近はASDとADHDが併存していると診断することが認められたために，知的障害の有無はあまり問題にされなくなってきてはいるが．

メイ子 知的障害がある場合にはどうすればよいですか？

宮本 知的障害によって社会生活に支障が出ている訳だから，しっかりと介入する必要があると思う．療育センターや専門医へ相談するのがよいだろう．

羊田 もう一方の，「児のおかれている環境」というのはどういう意味？

宮本 知的水準には達していても，「先生の話は座って聞くものだ！」という教育を受けなければ，座っていることはできない．もちろん個人差があって，周りの児が黙って座っていれば，「自分もそうしなければいけないのかな？」と空気を読む性格の児もいるので，特別な教育を受けない児のすべてが多動になるわけではないけどな．

メイ子 診察室の中の様子だけで，そこまでわかりますか？

宮本 こどもが診察室の器具など触ってはいけないものに触ろうとした際などに，母親がどのように対応しているかには注目している．全く関心を示さない母親もいれば，口で注意する人もいるし，その児の手を押さえつける母親もいる．そのときの口調や表情も1つの指標にはなるかな．もちろん，診察室の中はあくまでも非日常の場面の1つでしかない．母親の態度も児の行動も，それだけで決めつけるのは危険だ．家の中と外で対応を変える母親はめずらしくないからな．ただ，母親が叱ったときの児の反応は参考になる気がするな．

メイ子 確かに，母親が診察室内で「止めなさい！」と叱っても，楽しそうに笑いながら行動を変えないこどももいますものね．そんな場合は母親がこどもを叱る習慣がないのかな…，と思ってしまいます．

宮本 厳しくしつけられている児は，母親の様子を伺いながら動作を止めることが多いように感じるな．そうでなければ児の多動傾向が相当強いかだろう．ただ，その場合には楽しそうに笑いながらは動き回らない気はする．

羊田 自分で止めたくても止められない感じなのかな？

宮本 横で見ていると，そのような印象を受けるけどな．

4 診断の前にまずは，しつけを！

メイ子 宮本先生！ でも，発達障害のこどもって叱ってはいけないのですよね？ 私は学生時代にそう習いましたし，医師国家試験の問題もそうやって解いた気がします．

宮本 確かに発達障害の児を厳しく叱責し続けることは，障害を改善させないだけでなく，自己評価の低下により二次障害発生の危険もあると考えられている[3]．

メイ子 では，やっぱりこの子は叱ってはいけないのですね！

宮本 メイ子！ ちょっと待ってほしい．この児を発達障害だと，いつ，誰が診断したんだ？

メイ子 確かにそうですね…．

宮本 図を見てくれ．これは発達障害診療の流れの一例だ．このアセスメントの部分が非常に重要だと思う．

羊田 ツールを使いながら専門医と連携しつつ，アセスメントを行うんだね．

宮本 ツールについては成書に書いてあるので参考にしてほしい．このアセスメントのなかで，児がきちんとしたしつけを受けているか否かには注意した方がよいと思う．

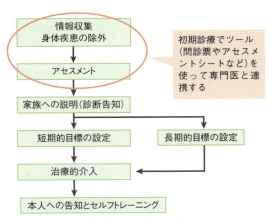

図 発達障害診療（発達外来）の流れ
（文献1より引用）

メイ子 どうしてですか？

宮本 発達障害と診断される児は，ここ20年ほどの間に急激な増加を示している．発達障害は一卵性双生児の研究から発症に遺伝素因の関与が大きいと考えられている．遺伝性疾患が世代を経ずに患者数が増えるなんて通常はありえない（ただし，発症には遺伝素因だけでなく，胎生期からの環境要因の重要性が指摘されており，環境要因による増加の可能性はある）．

羊田 何か理由があるの？

宮本 ① 発達障害の概念が周知され，従来適切に診断されてこなかった児が診断されるようになったこと，② 社会的な要因から過剰（必要以上）な診断を受ける児が増えたこと，両者が関与していると思う．

メイ子 適切に診断される人も増えたけれど，本来は診断される必要がない人も診断されるようになったと…．

宮本 表に示したような特徴を示す児は少なくない．結局，このような特徴がどの程度認められるかが問題だと思う．この症状があるからASD，この症状ならADHDというわけではない．**その症状の程度によって，本人や周囲の生活に支障が出るから「障害」と診断されるわけだ．**だから，周囲の受入れ体制によっても障害か否かは変わりうるし，適切なしつけを受けていないために生活に支障が出れば障害と診断されてしまう．発達障害を疑って，来院する児の保護者にも，「叱ってはいけない！」という思い込みは浸透していて，ちょっと問題だと思っている．

メイ子 叱ってもいいんですか？

宮本 しつけが不十分だな！と感じた場合には，「診断の前に，まずしっかりとしつけをしてみましょう」と説明している．

羊田 驚く保護者も多いと思うけど？

宮本 そうだな．ただ，アセスメントするうえでは非常に大事だ．**「発達障害はしつけが悪いから起こる」という考えは明らかに間違いだが，「しつけが悪いために発達障害の児と似たような症状を示す児がいる」**ことも確かだと思う．だから，「発達障害かもしれない」というだけでしつけが放棄されてしまうとすれば，その児にとって大きな機会損失だと考えている．

メイ子 わかりました．**診断がつくまではしっかりとしつけを！**ですね．

宮本 診断がついた後も，すべてのしつけを放棄する必要はない．もちろん**障害と診断されたわけだから，その症状を理由に厳しい叱責を受け続けることは問題がある**．しかし，**障害であることを理由に何もかも許される曖昧な状況におくことも明らかな間違いだと俺は思う**．長く小児科医を続けているが，「ならぬことはならぬ」という毅然とした対応は，障害の有無にかかわらず，大人がこどもに示すべき重要な姿勢だと心の底から信じている．

> ▶ **発達障害を疑うこどもへの対応のポイント**
> - 診断がつくまでは，しっかりとしつけを．
> - 「ならぬことはならぬ」という毅然とした対応はすべてのことに必要．

メイ子 今回，私が提示した症例ではほかに何に気をつければよいですか？

宮本 母親が療育センターへの通院を行わなかった理由は何だろう？ 少し気になるので確認してみてくれ．そのうえで，「まずは困っている症状について，しっかりとしつけをしてみましょう！」と指導するのがよいと思う．しつけを勧めた後は少し短い間隔で経過をフォローしてくれ．経過中に一度専門医と相談するのがいいと思う．

羊田 家庭医としてはどこまでできるだろう？

宮本 まず相談にのって，保護者の不安や育児ストレスに共感を示してほしい．そのうえで，しつけを含めた育児上の助言は行ってほしいな．これこそ家庭医の得意分野だと俺は思っている．療育（リハビリテーション）や薬物療法の適応については，専門医と相談してほしい．専門医としては小児神経科医か児童精神科医がいいと思う．日本小児神経学会では発達障害診療医師の名簿を公開しているので参考にしてくれ（https://www.childneuro.jp/modules/general/index.php?content_id=3）．そして専門医と家庭医の併診は，保護者にとってもメリットがあると思う．こどもの発達の問題は家族の問題でもあるので，家族に対する支援が重要だと思うからな．

メイ子 ありがとうございました．電車の時間なので行きますね！ 発達障害についてはもっともっと聞きたいことがあるんですけど…．また今度教えてください．

まとめ

　発達障害を疑われて病院を受診する児はとても増えている．「どうしてこの子が？」と思うような児もめずらしくない（もちろん診察室内だけの状況で判断するのは厳に慎むべきだが）．幼稚園・保育園や学校から受診を勧められることも多い．「"発達障害"と診断がつけば，普通学級でのしつけや指導も不要であり，特殊教育籍に移したい！」というような教育関係者の意図が見えるような児もおり，小児科医としては不安を感じている．必要なことは児にレッテルを貼ることではなく，生活上の困難を和らげることだと思う．児や保護者と向き合いつつ専門医を巻き込んで，時間をかけて対応してほしい．そして「ならぬことはならぬ！」という毅然とした対応の重要性を改めて強調しておきたい．

引用文献　1）市河茂樹：発達障害を疑ったら．Gノート，2：408-415，2015
　　　　　　2）佐藤敦志：病因，診断のトピックス．小児内科，48：659-663，2016
　　　　　　3）大戸達之，宮本信也：なぜ早期の支援が必要なのだろうか．小児内科，48：664-668，2016

参考図書　よい図書があったのですが，DSMの改定により多くが絶版となりました．提示したものも実際には入手困難なものがあるかもしれません

・「気になる子どもへのアプローチADHD・LD・高機能PDDのみかた」（宮尾益知／編），医学書院，2007
・「発達障害の理解と対応（改定第2版：小児科臨床ピクシス2）」（平岩幹男／編），中山書店，2014
・「もしかして『発達障害』？」（佐々木征行／著），診断と治療社，2006

◆ 家庭医からの一言 ◆

　発達障害の診断は難しいです．これは小児科の専門医でも難しいとのこと．では，私たち総合診療医の仕事は何でしょう？　1つは，いつも叱られているあの子が，もし発達障害だったらと考えて，専門医につなげること．もう1つは，こどものしつけに困っているお母さん・お父さんの助けになることではないでしょうか．発達障害のお子さんは自分でもどうして叱られるのか理解できないこともしばしばです．ご両親もイライラが募ります．そのような状況を家族の視点で察知して，発達障害も鑑別に入れる判断ができるか，それがこれからの総合診療医に求められる能力です．そして，診断後の生活面のフォロー，これは総合診療医ならではの仕事ではないでしょうか．

（大橋博樹）

Column

「こどもを叱ってはいけない」は正しい？
～しつけの指導～

　最近，「でも，こどもを叱ってはいけないのですよね？」という質問を外来で受けることが多いと感じています．育児雑誌やネット，マスコミの情報がそういった論調なのかな？と推測しているのですが…（私自身そういったものを読む習慣がないのであくまでも推測です）．

　確かに，発達障害のこどもに対して叱責をくり返すことが，健全な自己肯定感の育成に悪影響を与える可能性については専門家の間でも指摘されています．一方で，小児科医として「これで大丈夫かな？」と感じる保護者の対応が増えていることも事実です．

　私自身は，昔も今もこどもに対する「しつけ」はとても重要だと思っています．これは障害のない子はもちろん，障害のあるこどもにも言えることです．「障害を原因に厳しい叱責を受け続ける環境は当然よくないですが，障害を理由に何もかも受容される曖昧な環境におかれ続けることも悪い」と考えています．「ダメな事はダメ」と毅然とした態度を示すことは大人の責務であると思うのです．小児科医としての経験では，自己肯定感の育成には成功体験や褒められた体験が必要であり，それを阻害するのは叱られた体験ではなくて"かかわってもらえなかった体験"だと感じています．

　しつけのコツは，悪い事をした場合にはその場ではっきりと叱ること，良い事をしたら思いっきり褒めてあげることです（当たり前ですが…）．そして褒めるときには失敗の引き算をしないことが重要でしょう（今回のテストがよかったことを褒めればいいのであって，「前回のテストが悪かったから差し引きゼロね！」としてはいけません）．そのように保護者に伝えるとよいと思います．

　例えば，外来で鼻に綿棒を入れる検査を行う際，保護者にこどもを抑制してもらいますよね．検査が終わったときに「やめろー」と言いながら保護者を叩くこどもが時々いるのですが，私は大きな声で「お母さんを叩いてはいけない！」と叱るようにしています．こどもが驚いた顔をするのはわかりますが，稀に保護者がとても驚く場合もあるのです．「これは私の役目でなくてお母さんの役目ですよ！」と伝えているのですが，真意が伝わっていることを祈っています．「ダメな事はダメ」なのです．

第2章　こどものさまざまな問題に応えよう！

4 予防接種を拒否する保護者．どう説明する？

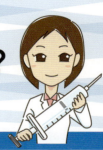

　T病院外来奥の休憩室．今週は羊田先生の外来は休診．宮本先生とメイ子先生の会話．

1 予防接種は負の側面ばかりアピールされる！？

メイ子　宮本先生，こどもに予防接種を受けさせない保護者っていますよね．どのように対応していますか？

宮本　そうだなぁ…．昔は病棟で声を荒げたりしていたが…．

メイ子　宮本先生のことだから，大きな声で怒鳴ったのでしょうね…．今は荒げなくなったと…？

宮本　以前は"病棟に入院してきたこどもが予防接種未接種だった ⇒「予防接種どうしたの？」と聞き「予防接種はしない方針です！」と返される ⇒「馬鹿なことを言うな！」"という流れだった．年をとっただけかもしれないが，少なくとも怒鳴っても脅しても状況が改善しないことはわかった気がする．

メイ子　でも何も言わないのも医者として無責任な気がします！

宮本　そうだな．だから少しずつ話を聞き出すのがいいと思う．

メイ子　今はどう話しているのですか？

宮本　「身内に予防接種で大きな副作用が出た人などがいらっしゃいましたか？」と聞くようにしているな．仮にそうだとすれば一般論や科学的な説明だけをするのは逆効果だ．

メイ子　でも実際にはそういうケースは稀ですよね.

宮本　俺は1例だけ経験がある.「予防接種との関連が否定できない」というケースだったけれどな.

メイ子　私の経験では,皆さんネットや口コミなどで情報を得たという保護者がほとんどです.でも,なかには予防接種に反対している医師もいるみたいで,そういう医師の書かれた本などを持参した人もいます.

宮本　そのあたりは難しいな.100％安全な医療行為は存在しないわけで,「予防接種をしたせいでこんなに悪い状況になった(と思われる)こども」を探すことはできるが,「予防接種をしたおかげで病気にならなかったこども」を探すことはできない.メディアでは負の側面ばかりアピールされるからな.

メイ子　予防接種を受けるメリットを実感しにくい訳ですよね.

宮本　確かに大きな副作用が出てしまったこどもは本当に気の毒だし,映像としてもインパクトが大きいからな.負の側面は伝えやすいし,注目を浴びるということだろう.

2　こどもへの思いに共感し,行動変容を促すべし!

メイ子　身内に副作用が出た人はいない!と答えたら….

宮本　少しの時間話を聞くようにしている.どんな情報を得て,そこからどのように考えたのか? 母親だけでなくこどもの父親や祖父母はどう言っているのか? などだな.

メイ子　その後怒鳴るのですか?

宮本　だから今は怒鳴らないって….話を聞いた時点で,① 信念・信仰型と,② 保護者も迷い型に大雑把に分けている.①に対してはあまり時間をかけていないな.ワクチン推進のパンフレットなどを配り,よく読んでくださいとだけ伝えている.

メイ子　説得しても無駄だと….

宮本　外来受診時の短い時間では難しいという意味だ.だから信念・信仰と名づけたのさ.そんなに簡単に信念や信仰は変わらないだろう? 外来医の守備範囲外だと割り切るしかないな.

メイ子 確かに…．次の患者さんが待っていますからね．

宮本 ②の場合には少し時間を使う．「あの本にこう書いてあったけれど，接種しなくて本当によいのかしら…？」と思っている訳だから，変容しうると期待するのさ．

メイ子 具体的にはどんな話をしているのですか？

宮本 俺は昔病棟で受けもった子で，「予防接種さえしていれば死ななくてすんだこども」について話している．優しい感じでな．

メイ子 それで予防接種を受けに来るようになったこどもはいますか？

宮本 数人だけどな．

メイ子 でもすごいと思います．

宮本 予防接種を拒否していたとしても，それは保護者がこどものために真剣に考えた結論！ ということをわかってあげる必要があると思う．頭ごなしに言えば反発されるだけだ．保護者の考えをよく聴き，こどもを思う気持ちに共感したうえで，「本当にこどものためを考えているのであれば，その選択肢は見直した方がいいですよ！」と誘導してあげることだろうな．

メイ子 私にもできますか？

宮本 正直に言うと，ここは重篤な状態の入院患者さんを多く受けもった経験のある小児科医にアドバンテージがあるだろうな．

メイ子 そうですよね．私は「予防接種さえしていれば死ななくてすんだこども」を受けもった経験がありませんから．

宮本 一方で，メイ子のメリットは，「こどもに予防接種を受けさせない保護者」もメイ子の「患者さん」である場合が多いということだと思う．普段の様子や考え方をわかっているだろ？ 保護者の性格に沿ったアプローチが可能になると，望ましい結果になる確率が増えると思うぞ．

メイ子 わかりました．頑張ってみますね．

▶ 保護者への説明のコツ

まずは，予防接種を受けない理由を聞き，それがこどものために真剣に考えた結果であることに共感しよう．

第2章 こどものさまざまな問題に応えよう！

5 園医・校医を頼まれたら

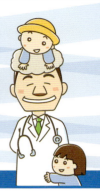

外来終了後のT病院外来奥休憩室．症例検討会終了後のメイ子先生が登場．

メイ子 宮本先生，羊田先生，こんにちは．
宮本 ああ，メイ子．元気そうだな．2人とも，たった今外来が終わったところだ．
メイ子 外来お疲れさまです．宮本先生の外来も，最近終了が遅いですね．
宮本 年度がかわってしばらくの間は，新しい環境に馴染めない発達障害のこどもが不安定だし，不登校の子も増えるからな．
羊田 今日はどんな相談かな？
メイ子 はい，クリニックの近所に保育園があるのですが，今年度から園医を頼まれてしまって…．

1 感染症やアレルギーなど，園医の仕事はいろいろある

宮本 園医を頼まれたなんて，地元の人達から信頼されていて，名誉なことじゃないか．
メイ子 私もそう思います．ただ，保育士さんからかなりいろいろな相談を受けていまして，アドバイスをいただければありがたいのですが．
宮本 どうだろう…．俺はあまり詳しくないぞ．
メイ子 宮本先生は園医や校医の経験はないのですか？
宮本 K市では医師会に所属している開業医の先生が担当しているからな．俺自

身が担当したことはない．俺の患者さんはてんかんのこどもが多いから，園医の先生から日常生活上の注意点や与薬状況についての確認など，いろいろな書類記入を頼まれることは多いけどな．

羊田 僕も毎年宮本に書類の依頼を出しているね．

宮本 逆に聞きたいのだが，園医ってかなり大変なのか？ どんな業務があって，どんなことで困っている？

羊田 僕は近所の保育園の園医を頼まれているけど，定期的な仕事は入園時と6カ月に一度の定期健康診断だね．神奈川県には園医のための健康診断マニュアルが用意されている[1]ので，それに従って行っている．けいれんの既往がある子やアレルギーのある子については，園での活動についてよく相談を受けることが多いよ．

宮本 むしろ感染症や登園停止などについての相談があるイメージだけどな．

羊田 感染症については厚生労働省のガイドラインがあるから（**表1，2**）[2]，ほとんどはガイドラインに従っている．ただ，それぞれの市や保育園によって個別対応をしている感染症もあるね．

宮本 例えばどんな感染症について？

羊田 K市では溶連菌感染症について，医師の登園許可証を求めている．

メイ子 そうなんですね．F市もK市と状況はあまり変わらないと思います．溶連菌感染症の登園許可書は不要ですけど．ただ，ある保育園は「医師の登園許可をもらった日から2日間追加でお休みさせてください」という独自ルールをつくっているところもあります．

羊田 厳しいね…．

メイ子 数年前に園でインフルエンザが大流行して，園児の1人が重症になって長期間入院してしまったそうです．幸いその園児は後遺症なく回復したのですが，それ以降追加ルールができたみたいですよ．

宮本 なるほど．いろいろ知らないことがあるな…．つまり健診や感染症については，ある程度決められた手順があるわけだ．

メイ子 そうです．そしてアレルギーについては家庭で除去しているものは，保育園でも除去することが原則ですね．アナフィラキシーに対する指導を，園の職員向けに行う機会はありますけど．アドレナリン自己注射薬（エピペン®）

表1 登所に際し，医師が記入した意見書が望ましい感染症

感染症名	感染しやすい期間	登園のめやす
麻しん（はしか）	発症1日前から発しん出現後の4日後まで	解熱後3日を経過してから
インフルエンザ	症状がある期間（発症前24時間から発病後3日程度までが最も感染力が強い）	発症した後5日を経過し，かつ解熱した後2日を経過するまで〔幼児（乳幼児）にあっては，3日を経過するまで〕
風しん	発しん出現の前7日から後7日間くらい	発しんが消失してから
水痘（水ぼうそう）	発しん出現1〜2日前から痂皮形成まで	すべての発しんが痂皮化してから
流行性耳下腺炎（おたふくかぜ）	発症3日前から耳下腺腫脹後4日	耳下腺，顎下腺，舌下腺の腫脹が発現してから5日を経過するまで，かつ全身状態が良好になるまで
結核		医師により感染の恐れがないと認めるまで
咽頭結膜熱（プール熱）	発熱，充血等症状が出現した数日間	主な症状が消え2日経過してから
流行性角結膜炎	充血，目やに等症状が出現した数日間	感染力が非常に強いため結膜炎の症状が消失してから
百日咳	抗菌薬を服用しない場合，咳出現後3週間を経過するまで	特有の咳が消失するまでまたは5日間の適正な抗菌性物質製剤による治療を終了するまで
腸管出血性大腸菌感染症（O157，O26，O111等）		症状が治まり，かつ，抗菌薬による治療が終了し，48時間をあけて連続2回の検便によって，いずれも菌陰性が確認されたもの
急性出血性結膜炎	ウイルスが呼吸器から1〜2週間，便から数週間〜数カ月排出される	医師により感染の恐れがないと認めるまで
髄膜炎菌性髄膜炎		医師により感染の恐れがないと認めるまで

（文献2 p42より引用）

を預かる保育園も多いですからね．

宮本　そうか，結構仕事が多いな．

メイ子　でも，アレルギーについても利用できる資料がかなりありますから，園の職員や保護者の方に指導する際に役立つものも多いですし（**表3，図**）．

羊田　そうだね．だから最近個別に相談されるのは，やっぱり発達障害を疑われる場合が多いね．

表2　登所に際し，保護者が記入する登所届が望ましい感染症

病名	感染しやすい期間	登園のめやす
溶連菌感染症	適切な抗菌薬治療を開始する前と開始後1日間	抗菌薬内服後24〜48時間経過していること
マイコプラズマ肺炎	適切な抗菌薬治療を開始する前と開始後数日間	発熱や激しい咳が治まっていること
手足口病	手足や口腔内に水疱・潰瘍が発症した数日間	発熱や口腔内の水疱・潰瘍の影響がなく，普段の食事が摂れること
伝染性紅斑（リンゴ病）	発しん出現前の1週間	全身状態がよいこと
ウイルス性胃腸炎（ノロ，ロタ，アデノウイルス等）	症状のある間と，症状消失後1週間（量は減少していくが数週間ウイルスを排泄しているので注意が必要）	嘔吐，下痢等の症状が治まり，普段の食事が摂れること
ヘルパンギーナ	急性期の数日間（便の中に1カ月程度ウイルスを排泄しているので注意が必要）	発熱や口腔内の水疱・潰瘍の影響がなく，普段の食事が摂れること
RSウイルス感染症	呼吸器症状のある間	呼吸器症状が消失し，全身状態がよいこと
帯状疱疹	水疱を形成している間	すべての発しんが痂皮化してから
突発性発しん		解熱し機嫌がよく全身状態がよいこと

（文献2 p43より引用）

表3　アレルギーに関する指導に有用な資料

アナフィラキシーガイドライン（日本アレルギー学会）	診断基準をイラストを用いてわかりやすく説明．学会のホームページよりダウンロードが可能 http://www.jsaweb.jp/modules/journal/index.php?content_id=4	
食物アレルギー緊急時対応マニュアル（東京都アレルギー疾患対策検討委員会）	アレルギー症状への対応手順などを写真入りで説明 http://www.tokyo-eiken.go.jp/files/kj_kankyo/allergy/to_public/kinkyu-manual/zenbun1.pdf	
緊急時の対応（文部科学省・日本学校保健会）	緊急性の高いアレルギー症状などについてイラストや写真を豊富に用いて示している http://www.gakkohoken.jp/book/ebook/01/siryo_04.pdf	

（文献3を参考に作成）

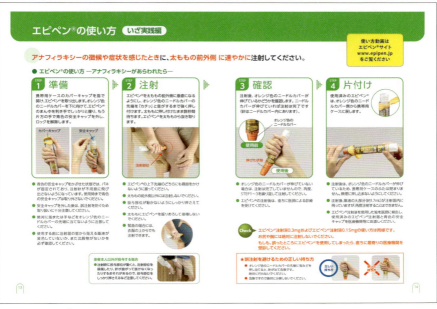

図　エピペン®の使い方を指導する際に有用な資料の一例
〔「エピペンガイドブック」（監修：国立病院機構 相模原病院 臨床研究センター アレルギー性疾患研究部 部長 海老澤元宏先生）　https://www.epipen.jp/download/EPI_guidebook.pdf より転載．
画像提供：マイラン EPD 合同会社〕

2　保護者は問題を認識していないこともある，受診勧奨は慎重に！

宮本　発達障害の相談が多いのか．例えばどんな相談だ？　メイ子，症例をもってきたか？

メイ子　はい，こんな症例です．

> 症　例：5歳　男児
> 主　訴：嘘をつく，乱暴な言葉を使う
> 胎生・周生期：特記事項なし
> 発育・発達歴：正常範囲
> 現病歴：1歳半からメイ子先生が園医を務める保育園に通園中．
> 　最近，友達に砂をかける，「あの子に僕の○○を盗られた！」など
> の嘘をつく，「明日あの子の手を切ってやる！」などの発言をす
> る，ということで園の職員より園医に相談があった．
> 　保護者に伝えると，謝罪はするものの「家では問題を感じたこと
> はありません．頭の回転が早い子ですし，周囲のこどもとペース
> が合わなくてイライラしているのでしょうか？」と発言している
> とのこと．

宮本　羊田の担当している園でも，こういう相談は多いのか？

羊田　とても多いよ．相談される内容は，多動や集団のルールが守れない，粗暴であるなどが多いかな…．

メイ子　「この子について個別に相談させてください」というこどもの一覧が届いたのですが，かなりの人数で…．半分以上は「発達障害」が疑われるというケースです．

宮本　この症例の子については医療機関の受診を勧めてくれということか？

メイ子　はい．保育園側で受診を勧めたらしいのですが，母親が受診させていないようです．医師から言われれば受診するのではないかと…．

羊田　「受診勧奨してよいですか？」という相談は多いよね．そのほかにも，「今日は○○くんが××ちゃんの髪の毛を切ってしまったのですけど…」なんていう事例相談もかなりある．診療時間に電話がある場合もめずらしくないから，それなりに負担は大きいよ．

1）受診勧奨の段階での診断は控えるべし！

メイ子　宮本先生の立場で，園医に対して「これをやってほしい」「これはやめてくれ！」みたいなことはありますか？

154　小児科医宮本先生、ちょっと教えてください！

宮本　病院でこどもを待っている俺たちと，保育園に出向く園医では，基本的に大きな違いがあるよな．つまり，**病院に来る保護者は「うちの子は何か問題があるのでは？」と思って来院するが，保育園の保護者は自分のこどもについて全く疑っていない場合もある**．

羊田　本当にその通りだよね．

メイ子　相談症例も，「行動が悪い」ということは認めていても，「自分のこどもに問題がある」とは考えていないのです．どう伝えればいいのでしょう…．

宮本　実際に病院に相談に来る子で，園から「ADHDだと思います」や「発達障害を疑います」などと言われてくる割合はかなり高い．保育士が言っているのか園医が言っているのかはわからないけどな．

メイ子　私は診断的なことは話さないようにしています．

羊田　基本的には僕もそうしているけれど，保護者から「病院に行かなきゃいけない理由は何ですか？ 発達障害ですか？」などと言われた場合には，「その可能性もあります」と答えている場合もあるよ．はっきり言わないと「自分のこどもに問題がある」ことに気づいてもらえるのは難しい場合も多いからね．

宮本　そうだな．俺も昔は「発達障害の診断を園でしないでくれ！」と怒っていたが，確かに受診勧奨する際にはやむを得ない場合もあると最近は思っている．ただ，断言はしないで欲しい．以前説明したよな，ADHDでは「日常生活を過ごす2つ以上の状況において，6カ月以上症状が続く」ことが診断基準に含まれている（「第2章3. 発達障害を疑うこどもに，どう対応する？」参照）．**あくまでも保育園は日常生活の1つの場に過ぎないということだ**（**表4**）．

メイ子　でも就学前のこどもにとって，2つ以上の場って家庭と保育園のことがほとんどですよね．言い方は悪いですが，保護者の判断が信用できない場合はありませんか？ クリニックでも，こどもがどんな行動をとっていても関心を示さず，スマートフォンをいじっている保護者もいますから．

羊田　そうだね．保育園では症状はあるけれど自宅では症状がないと言われるわけだから，診断基準は満たさなくなってしまう．

メイ子　相談症例もそんな感じです．そういうケースはどうすればいいですか？

表4 ADHDの可能性を見極めるてがかり

	自宅	保育園	英語教室	診断基準からの ADHDの可能性
6カ月以上続く 問題行動の有無	なし	あり	–	低い
	あり	なし	–	低い
	あり	あり	–	ありうる
	なし	あり	なし	低い
	なし	あり	あり	ありうる

保育園で問題行動があったとしても，自宅で問題行動が見られなければ，ADHDとは言えない（ただし，自宅での問題行動の有無は保護者が正しい判断をしているかを見極めるのは難しい）．
しかし，英語教室など日常生活を送る別の場所でも問題行動が見られれば，ADHDの可能性がある．反対に保育園では問題行動があっても英語教室ではないという場合には，ADHDの可能性は低い．複数の場所での行動を知ることが大切であり，専門医へ紹介する前に診断はしないことが望ましい．

2）保護者への伝え方には配慮せよ！

宮本 まず保育園で実際にどんな行動がみられたかを，具体的に記録しておくことが大事だと思う．時間やその周囲の環境など詳細である方が望ましい．実際その現場を動画で撮影するのも効果的だ．

メイ子 それを保護者に伝えるのですか？

宮本 そうだな．可能であれば複数の保育士から伝えるのがいいと思う．「こういう行動が自宅でもありませんか？」と聞いてみるといい．実際に自宅でも行っているが問題と認識されていない場合もあるし，自宅では行っていない場合もあるだろう．

メイ子 こういう行動は問題ですよ！ と強く伝えると，保護者を傷つけたりしそうで…．

宮本 気をつけなければいけないのは，**保護者が問題を認識していない場合と，認識しているが認めたくない場合がある**ということだ．そして問題を認識していない場合には，ネグレクトの可能性や保護者自身がこどもと同様の傾向をもった場合もある．一様に状況を伝えればいい訳でなく，伝え方には配慮が必要だ．

羊田 配慮しなくてはならないことは多いよね．

宮本 こどもの問題となっている症状だけを責めるのでなく，**よくできたことや成長している部分について十分褒めることも重要**だ．特に認識しているが認め

たくない保護者に対しては，褒めて喜びを共有することで素直な気持ちを引き出すこともできると思う．

メイ子　なるほど，今後参考にさせてください．

> ▶ **受診勧奨をする際の注意点**
> - 保護者は問題を認識していない場合もある．
> - どのような問題行動があったか記載しておく．
> - 発達障害だと診断名を告げない（診断はしない）．

宮本　一方で，どうして相談症例は乱暴な言葉を使うのだと思う？

羊田　やはり，周囲の大人が「切る」「殴る」「殺す」など乱暴な言葉を使うからだよね．

メイ子　テレビや映画の影響などもありそうですね．

宮本　そうだよな．小児科医をやっているとわかるが，通常大人がこどもたちに接する言葉や見せる本・テレビなどにはそういった言葉は出てこない．5歳のこどもの世界はやはり親が与える環境に限定されるからな．きっとこの子の親がそういった単語を使っているか，本やテレビの影響だと思う．だとすれば，やはりこの症例の子は少なくとも環境に問題があるとは考えていいだろう．

メイ子　保護者に伝えていいですか？

宮本　「こういった言葉を使うのですが，どこで覚えたのでしょうか？」と聞いてみるのがいいと思う．「父親がゲームをやりながら『ぶっ殺してやる！』とか言うのですよ…」といったことであれば，父親にこどもの前ではゲームをやめてもらうなどの対応が可能だよな．

メイ子　それでも全く保護者が問題を認識できなかったら…．

宮本　保健所や児童相談所などの行政機関へ報告し，観察や介入をする必要があるかもしれない．もちろん，症状の程度によるけどな．

3) 児童精神科医や行政との連携も考える

羊田　宮本のなかで，「この症状は危ない」といったものはあるのかな？緊急で受診を勧めてほしい状況とか．

宮本　やはり自傷行為や他害行為が強い場合には，安全確保の面からも集団生活は勧められないな．「死んでやる！」「殺してやる！」などの発言があった場合も同様に考えている．

メイ子　「死んでやる！」って，意味を理解しているのでしょうか？ 死の概念を理解できる年齢ってどのくらいですか？

宮本　難しい質問だな．はっきりしたことはわかっていないが，確かに小学生も高学年になると自殺も殺人も事例がある．就学前のこどもに死の概念は理解できていないと思うが，聞き流してよい言葉ではないだろうな．

羊田　行動の面では何かあるのかな？

宮本　平気で嘘をくり返す場合や，みんなのおもちゃや友達に借りたものをくり返し壊すような場合には要注意だと思う．人格障害の初期症状も考えなければならないので，程度によっては児童精神科医に紹介している．

羊田　保護者が受診勧奨に応じない場合には…．

宮本　行政機関との協働が必要だろうな．

メイ子　えーと，振り返りますね．私の症例では，まずは保育園での状況を詳細に説明して，同様の行動が自宅でみられるかを確認すればよいですね．嘘や他害の恐れがある言動についても確認する．そして受診勧奨していいですよね．

宮本　よいと思う．そして今回はあまり触れなかったが，園として暴力や暴言に対しては毅然とした対応が必要だ．以前にも話したが，「ならぬことはならぬ」という毅然とした対応は，こどもに接するすべての大人に求められると思っている．

メイ子　わかりました．園とよく相談してみます．園医に求められるスキルは多職種連携だったり包括的なケアだったり，家庭医のスキルと重なりますね．家庭医に園医の仕事は向いているのかもしれません．また来月お願いしますね！

まとめ

　病院では「うちの子はやっぱり障害でしょうか？ 英語教室の先生から言われてしまって…」と悩んでいる母親を頻繁に見かける．診察室内でのこどもの行動も参考にはなるが，できるだけ多くの状況での行動を確認することが重要だ．自宅でも保育園でも問題のない子が，英語教室でだけ多動なのだとすれば，多動の原因は英語教室にあるのだろう（その英語教室が悪いという意味でなく，その子との相性の問題）．今回は受診勧奨に親が応じてくれない場合などについてディスカッションを行った．症例ごとの対応が必要だと思うが，園医として保育士とも保護者とも適切な間合いをとることが，解決への第一歩だと考えている．

引用文献　1) 神奈川県医師会保育園医部会：保育園における健康診断マニュアル 2015.
　　　　　　　http://www.kanagawa.med.or.jp/ibukai/hoikueni/manual2015.pdf　（2018 年 4 月閲覧）
　　　　　　2) 厚生労働省：2012 年改訂版 保育所における感染症対策ガイドライン.
　　　　　　　http://www.mhlw.go.jp/bunya/kodomo/pdf/hoiku02.pdf　（2018 年 4 月閲覧）
　　　　　　3) 今井孝成：アナフィラキシーへの緊急時対応．小児内科，49：401-407，2017

◆ 家庭医からの一言 ◆

　私も保育園の園医をしています．はじめは定期健診が中心かなと思っていましたが，流行する感染症対策の相談や発達障害が疑われる園児の相談，また意識の低い（または高すぎる）保護者へのアプローチなどさまざまです．診療所に受診する場合と異なり，園児に起こった問題に気づいていない保護者は案外多いものです．園医から保護者へのメッセージは，ときに重要で受診勧奨など保護者への行動変容を促すことにつながります．また，園児に対するはじめての気づきをキャッチするのは園職員です．日頃からのコミュニーケーションとスキルアップのための学習はこれからもっと重要になりますね．　　　　　　　　　（大橋博樹）

Column

「もしかして虐待かも」と思ったら

　私が大学生の頃に流行ったアメリカの医療テレビドラマのなかで，受診したこどもが父親に虐待されていることに気づいた小児科医（ジョージ・クルーニー）が，父親を蹴り倒すというシーンがありました．当時すでに小児科医になることを決めていた私は，「そうだ！ 当然このようにすべきだ！」などと思ったものです．しかし実際の臨床現場では，その場で「これは虐待だ！」と判断がつく症例は経験したことがありません．ニュースで目にするような凄惨な暴力ではなく，多くの症例で「これは事故？ それとも故意？」と頭を抱えています．「養育放棄：ネグレクト」を疑う症例については，家庭環境や保護者の能力などによっても対応を変える必要があり，とても多くの労力を要します．例えば，養育放棄を疑う所見としては，体格が著しく小柄である，衣服が破れたり・汚れたりしている，身体が汚れていて悪臭がする，などが代表的です．しかし，保護者が発達障害や知的障害をもっている場合には，養育放棄ではないにもかかわらずこどもがこれらの所見を示すことがあり，家族背景の確認なども必要になるのです．

　小児科医はこどもの様子から疑うことが多いのですが，家庭医の先生方は家族の雰囲気などから疑うことも多いかもしれません．そういう意味では家庭医の先生だから気づける症例もありそうな気がします．虐待の定義や診断のコツなどは成書を参考にしていただきたいと思いますが，家庭医の先生に覚えておいていただきたいのは，「①もしかしたら？ と思ったら経過観察にしないこと」と「②必ずチームで対応すること」の2点です．

　どちらも病棟をもたないクリニックで働いている先生には難しい対応だと思います．しかし，「①可能な限り理由をつけて入院経過観察を行う」「②入院中に関係部門のメンバー（虐待防止委員会が設置されていれば委員会メンバー）で対応を協議する」「③メンバーで必要と認めた場合には児童相談所をはじめとする行政機関に報告を行う」という手順を踏むことはとても重要です．いきなりクリニックから児童相談所や警察に相談するのは荷が重いと思いますし，「間違って，虐待かも！ なんて通報したら保護者を傷つけるのではないか？」「通報したことを逆恨みされるのではないか？」などという不安もあると思います．いろいろな意味で個人として全責任を負うのは大変だと思うのです．そういった場合にこどもが入院（保護）できる病院は頼りになるでしょう．

Column

　虐待を疑う症例への対応は家庭医でなく小児科医がやるべきだと考えています．こどもを家族の一員として見るのではなく，個として尊重し，場合によっては家族と引き離した形での幸せを追求する必要があるからです．地域の病院小児科は，その意味でも地域のセーフティネットだと思っています．しかし，突然「虐待の可能性が！」と紹介すれば病院も身構えてしまうでしょう．ぜひ，病院小児科の医師と事前に相談しておいてください．「こういう症例を診たらこうしましょう！」と予めシュミレーションしておくとよいと考えています．

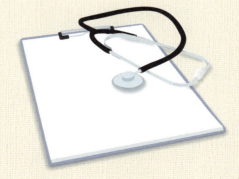

第2章 こどものさまざまな問題に応えよう!

6 不登校の子を診るのは苦手です…．対応のコツは？

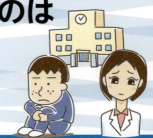

外来終了後のT病院外来奥休憩室．症例検討会終了後のメイ子先生が登場．

メイ子 こんにちは！今日は皆さん勢ぞろいですね．ヤギ岡先生もお久しぶりです．

羊田 みんな揃って外来が終わったのでね．

宮本 んっ！メイ子，何だか顔色が悪くないか？少し顔も腫れぼったい感じだな．

メイ子 宮本先生，よく気づきますね…．そんなに注目していただいてありがとうございます．

宮本 憎まれ口にも勢いがないが，体調でも悪いのか？

メイ子 新幹線に乗ったあたりから，腹痛と嘔気があったのですが，せっかくの症例検討会なので頑張ってきました．今は少し楽にはなったのですが…．

ヤギ岡 出かけに腹痛なんて，不登校のこどももみたいだね．でも頑張って来てさすがだな！

羊田 大丈夫？早くF市に帰ったらどう？

メイ子 ええ，でも症例の相談をさせてもらってからでいいですか？

1 まずは身体疾患の検索，なければ次は学校・家庭環境の情報収集を！

症　例：14歳　男児（中学2年生）
既往歴・発育発達歴に特記事項なし．学業成績は中程度
現病歴：野球部に所属．3カ月前に野球部の練習中に左上腕骨顆上骨折を受傷．ギプス固定のうえ，安静目的で入院生活を送った．退院後，朝登校しようとすると，左頸部から上腕にかけての痛みと痺れを訴えるようになり，その後めまいや腹痛の訴えも出現し登校できなくなった．連日午前中はベッドでうずくまっているが，午後は症状が軽快する．休日は症状の訴えが軽く，野球部の友人と外出などもしている．

メイ子　鎮痛薬を出して経過観察としています．明日予約で来院するのですが…．

宮本　不登校の状態なので，恐らく改善していないだろうな．

メイ子　私もそう思います…．

羊田　確認だけれど，整形外科的な問題はクリアされている？ めまいや腹痛についても精査しているの？

メイ子　はい．骨折時に入院した病院は総合病院で，各科でさまざまな検査をされていますが異常は認めなかったようです．「精神的なものでしょう」と外来フォローも終了になりました．

宮本　典型的な不登校だと思う．少し不登校について話をしよう．

1) 不登校とは

メイ子　不登校の定義ってあるのですか？

宮本　医学的な定義はない．文部科学省が統計作成のために「何らかの心理的，情緒的，身体的，あるいは社会的要因・背景により，児童生徒が登校しないあるいはしたくともできない状況にある（ただし，「病気」や「経済的な理由」によるものを除く）」と定義している．**一般的には1カ月以上欠席が続いた場合を**

不登校と呼ぶことが多い．

メイ子 言葉にすると長いですが，状況は理解できます．不登校のこどもって多いのですか？

宮本 図1を見てくれ．最近10年は横ばいと考えていいだろうな．

メイ子 不登校になるきっかけなどはあるのでしょうか？

宮本 図2を見てほしい．いじめなどの被害によるものを除けば，誰もが抱えていそうな悩みや問題が並んでいる．言い方を変えれば，「特別な理由がなく起きる状態」とも言えるな．

メイ子 最初に何をすればよいですか？

宮本 大まかな診療の流れを図3に示すので見てくれ．この子は身体疾患の検索は済んでいると考えられるので，次に，本人が学校で非常に困った状況にないことは確認しておく必要がある．ひどいいじめを受ける状況や，学校にいることで心身に危害が加えられるような状況だとすれば，俺たちは登校を促してはいけない．

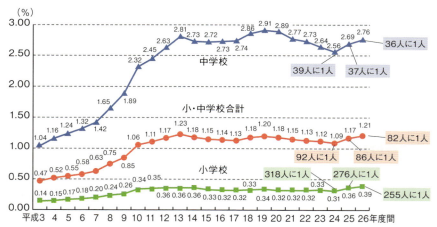

図1　全児童，生徒数に占める「不登校」の比率の推移
（注）中学校には，中等教育学校前期課程を含む．
（文献1，2を参考に作成）

メイ子 そこは本人にも学校にも確認済みです．そのような事実は確認できませんでした．

宮本 次は基本的な情報収集を行う．学校の状況と家庭環境の確認が重要だ．

メイ子 学校ではいたって普通の生徒のようです．友人関係は今でもよいようですし…．両親は共働きで高校生の姉がいます．これも取り立ててお話するような事情はないように感じました．何かよい手はありますか？

宮本 非常に似た症例を経験したことがあるな．その子は幸い学校に行けるようになったが…．

メイ子 本当ですか？対処法を教えてください！

宮本 わかった．ただし，そもそも不登校は非常に難治だし原因もさまざまだ．症例ごとに対応は変わるべきだと思う．俺の経験や普段の方針を話すが，一般論でないことは十分理解してくれ．

メイ子 わかりました．

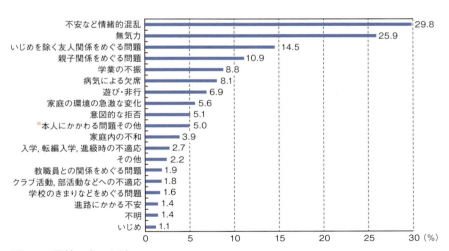

図2　不登校のきっかけ
複数回答あり．グラフ中の数値は各区分における不登校児童・生徒数に対する割合を示す．
※本人にかかわる問題その他：病気による欠席，遊び・非行，無気力，不安などの情緒的混乱，意図的な拒否のいずれにも該当しない，本人にかかわる問題
（文献2, 3を参考に作成）

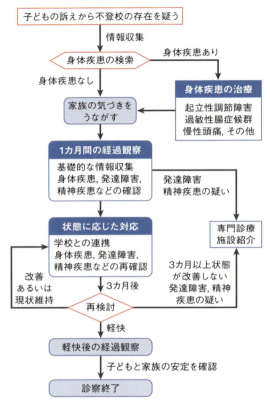

図3 不登校のおおまかな診療の流れ
(文献2より引用)

2) 学校に行ってはいけない．ただし，朝は起きること

宮本 図2にも含まれているが，急な怪我や病気でしばらく学校を休む必要があった子が，回復した後，突然不登校になるケースはしばしば経験する．親としてはある日突然登校できなくなったので，ある日突然行くようになるのでは？と期待するのだが，自然に軽快する可能性は低い．

メイ子 ただ経過観察するだけではだめなんですね．

宮本 まず，今の状況では学校に行っても辛くて学習にならないため，「学校に行ってはいけない！」と指示する．

ヤギ岡 「学校に行かなくてもいい！」ではなくて？

宮本 そう．本人は「学校に行かなくちゃ，しかし行けない」ことで苦しんでいる．**「学校に行ってはいけない」と指示することで，その辛さを取り除いてあげるのさ**．午前中ベッドで苦しんでいる時間は辛いだけでなく，貴重な時間の浪費だと俺は思っている．最初から学校に行ってはいけないとなれば，ベッドで苦しむこともない．何か生産的な活動に時間を使ってほしいからな．

メイ子 なるほど．

宮本 同時に家族を別に呼び，家族に対して「不登校の状況であり，再度学校に通える可能性は決して高くないですよ」と伝える．

ヤギ岡 最初に困難さを伝えるのですね．

宮本 そういう意味もある．家族が困難さを実感してくれないと「学校に行ってはいけない！」という指示が受け入れられないからな．

羊田 ほかに家族に伝えておくことはある？

宮本 「学校に行くことでなく，元気に生活できるようになることを目標にしましょう」とも伝えている．

ヤギ岡 登校することを目標にしなくていいのですか？「小児科医にとっての目標は登校できるようにすることだ．登校刺激をするべき！」という意見もあるようですが[4]．

宮本 遠回りのようだが，元気もなくベッドで苦しんでいる状況から一気に登校までもっていくのは難しい．まず元気になり，登校はその後だ．もちろん登校の再開を目標にはしているけれど，登校刺激は次の段階だ．しかし，実際にその段階で保護者の納得が得られず，他のクリニックに移るこどももいる．「学校に行ってはいけないなんて！非常識です！」と怒られたこともあるが，それはそれでよいと思う．価値観のあう医者に通うことも重要だからな．

メイ子 その次の展開が見えないのですが…．

宮本 本人と家族に対し，**「学校に行ってはいけないが，朝はきちんと起きること！学校の時間割に沿って学習計画を立てて，しっかりと学習をすること！」**と指示を出している．特に朝起きることは重要だ．「学校に行かないで立派になった人はいるが，朝起きなくて立派になった人はいない！」と伝えている．

羊田 朝起きることは重要だね．

宮本　経験的には，朝起きられない不登校の子は予後が悪いな．

羊田　睡眠障害や発達障害などで，朝起きられないことによって不登校になっているこどももいると聞いているけれど．

宮本　経験的には，この症例のように急な病気や怪我の後に発症するこどもは，そうでないことが多い．もちろん睡眠障害や発達障害が原因で不登校になっているこどももいるはずだ．興味があれば成書を読んでみてくれ（参考図書 i）．

3）不登校の背景・対応はさまざま

メイ子　朝起きられるようになる子とならない子で，何か違いはあるのですか？

宮本　どうしても母親が日中家を留守にする家庭環境だと，こどもが1人で朝から起きて，時間割に沿って活動するのは難しいと感じている．

ヤギ岡　ひとり親や共働きの家庭環境ということですか？

宮本　誤解してほしくないが，その環境のみによって不登校になるわけではない．ただ，一度発症してしまうと対応に困難が生じる症例が多いな．家に1人でいる時間は，どうしても睡眠やゲームの時間になりやすい．

メイ子　ほかに家庭環境のどんな点を聞けばいいですか？

宮本　兄弟の存在や祖父母が同居しているか？　彼らがどのような生活習慣をもっているか？　なども予後に影響すると感じている．祖父母はどうしても孫に甘い傾向があるし，兄や姉が午前中寝ている生活様式であれば，本人にだけ早起きを求めるのは難しいからな．

羊田　朝起きられない子に，2時間目や午後からの登校を促すのはどうなの？

宮本　個人的にはあまり勧めていない．

メイ子　何か理由はありますか？

宮本　中学生は多感だし，他人の視線が気になる年頃だろ．だが，実際には他人は自分が思うほど自分に注意を向けていない．だから，朝から登校してしまえば，久しぶりの登校だろうがそれ程注目されることはないのさ．ただ，遅刻して登校すれば状況が違う．皆の注目を集めてしまうだろう．不登校の状況になってしまったこどもにとって，少し負担の大きい状況だと思うな．

メイ子　その後の対応はどうしていますか？

宮本　規則正しい生活が送れるようになり，自宅学習の習慣がつけば，それ以降

はあまり慌てなくてもいいと思う．自然に学校に行くようになる子もいるし，転校した子もいる．高校入学を機に登校するようになった子もいたな．いずれにせよ，そこまでできればゴールが見えた状態だと思う．

ヤギ岡 そこまで行けない場合は…．

宮本 心理相談室や精神科との併診を考えている．結果としては精神科に通院しているこどもが多いな．そして，いつの間にか小児科に来なくなるこどもも多い．元気になっていることを祈るしかないが…．

メイ子 難しい子も多いのですね…．

宮本 ただ，以前そうやって病院に来なくなった中3の女子がいたのだけれど，後日お母さんに偶然会った際，「娘は高校に入ってから元気に登校しています．本人が宮本先生によろしく伝えておいて！ と申しておりました」と言われたことがあった．正直，とても嬉しかったな．母子家庭で母親が夜間仕事に行くので，本人も夜中ストリートダンスをしに行ってしまい，どうしても朝起きられない子だったけれど…．

羊田 いろいろなケースがあるということだね．

宮本 その子のおかれた状況をよく聞いて，症例ごとに対応をすることが重要だと思う．そして環境は常に変化するので，定期的に話を聞く機会をつくるとよいだろうな．

メイ子 やはり，間合いが大切なのですね．

> ▶ **不登校のこどもへの対応のコツ**
>
> 「学校に行かなくてもいい」ではなく，「行ってはいけない」と指示しよう．ただし朝起きて，時間割りに沿って生活をすることが大切．そのためには家庭環境も聞いておくこと！

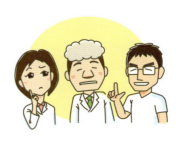

2 小学生の不登校にも注意せよ！

羊田 不登校と言えば，去年宮本に紹介した症例のその後の経過を聞いていいかな？

症　例：12歳　男児（小学6年生）
既往歴・発育発達歴に特記事項なし．学業成績は優良．
現病歴：頭痛と右上肢の痺れを訴え羊田先生のクリニックを受診．
中学入試のため小学4年生から学習塾に通っている．最難関とされる私立中学が第一希望．話を聞くと塾から「夏休み中には，1日10時間以上勉強するように！」と指示され実行したが夏休み明けの試験で順位が夏休み前より下降し，以降机に向かった際に頭痛と右上肢の痺れを訴え，学校にも塾にも通えなくなっていた．身体疾患がないか調べたが，その可能性はないと判断し小児科へ紹介とした．

メイ子 10時間以上勉強….

羊田 塾で講習を受けている時間を除いてだから，比喩でなく，起きている時間は食事・トイレ・入浴の時間を除いて，ずっと机に向かっていたらしい．

宮本 この子はA塾でなくてB塾に通っていたよな？

ヤギ岡 塾が関係あるのですか？

宮本 とても関係が深い！**図1**でもわかるように，一般的には中学生の方が小学生よりも不登校の頻度は高いのだが，経験的には決して小学生も少なくはない．そして，首都圏での小学生の不登校は，多くが中学受験の影響だと感じている．

メイ子 塾のせいなのですか？

宮本 経験から大まかに言うと，この地域では，中学受験に関係する不登校の児童のほとんどはA塾とB塾の子だ．ほかの塾の児童ではほとんど経験したことがない．大きな要因と感じている．

メイ子 F市では中学受験が一般的でないので….経験したことがありません．

羊田 首都圏では地域によってはかなりの割合で中学受験をするからね．

メイ子 大変ですね…，首都圏のこどもは，A塾やB塾は厳しいということですか？

宮本 厳しい指導を否定はしないが，児童や保護者に対する発言に配慮がないと感じる．児童に対しては「これから多くの試練が人生に待っていますので，第一関門の中学受験に失敗するようではずっと負け犬です！」と言い，偏差値の低いクラスの保護者には「私たちが相手にしているのは，最上位クラスの生徒さんだけですから，早く上のクラスに上がらないと月謝を払っているだけになりますよ！」などと言うらしい．

ヤギ岡 ひどいですね！

宮本 中学受験なんて，長い人生のなかでは序盤の出来事だろう？ 大事なのは「どの学校に入るか」ではなくて「その学校でどのような生活を送るか」だ．そして，残念ながら失敗したとしても，その後いくらでも挽回の機会はある．

羊田 当たり前のことだよね．

宮本 しかし，塾の先生に言われ，母親がすっかり信じ込んでいることがめずらしくない．もともとは普通の善良な母親で，自身に中学受験経験のない素直な人が陥りやすいと感じている．

メイ子 なんだか中学入試って残酷ですね…．

宮本 俺も中学入試経験者だが，必ずしもそうではない．むしろあの時代の方が勉強は楽しかった気がするくらいだ．

ヤギ岡 僕も中学入試経験者ですけど，確かに嫌な思い出はないですよ．

メイ子 先生たちの時代に比べて一部ではエスカレートしているのかもしれませんね．この症例に対しては，どうアプローチしたのですか？

宮本 この子は「将来医者になりたい」ということだった．それで，「中学入試で失敗するようでは医者になどなれません！」と塾の先生にひどいことを言われていたのさ．

メイ子 本当にひどいですね！

宮本 T病院の小児科にもいろいろな奴がいるだろ．クマ谷とか．

ヤギ岡 ああ，あいつ小学校から大学まで一貫校でしたね．大学卒業まで塾に行ったことはないって…．大学卒業後一念発起して医学部を再受験したのでしたね．

宮本　クマ谷を外来に呼んで，別室で少し体験談を語ってもらった．少なくとも「中学入試を失敗するようでは医者になれない」という言葉の嘘には気づいてもらえたと思う．

羊田　そんなことがあったのか．

宮本　その後母親と別室で話をした．母親はこどもに「辛かったら塾を辞めてもいいのよ」と何度も聞いたが，本人が「辞めたくない！」と言うのだと話してくれた．

メイ子　なるほど．

宮本　小学生もプライドをもっている．母親にそう言われたら逆に辞められない．"本人が続けることを選択した"という事実がますます本人を追い詰めるのさ．

ヤギ岡　男の子の気持ちはわかります．

宮本　だから，「『もう辞めなさい』と命令してください」と伝えたのさ．本人に決定を委ねるのは，現状では残酷だと伝えてね．

羊田　母親は納得したの？

宮本　いや，やはり割り切れない気持ちはあるようだった．「せっかくここまで頑張ったのに，もったいない！」という気持ちはあったみたいだな．まあ当然だが．

ヤギ岡　それでどうなったのですか？

宮本　「中学受験の失敗なんて，人生のなかでは些細なことに過ぎない．ただ，今これ以上心の傷が深くなると，立ち直るのが難しい可能性もある」ということをくり返し伝えた．最後は納得してくれたようで，本人に塾を辞めるように伝えたらしい．

メイ子　本人の反応はどうだったのですか？

宮本　「辞めていいの？辞めていいんだね！」と言って泣いたそうだ．

メイ子　かわいそうに…．よほど追い詰められていたのですね．

宮本　そうだな．それ以降学校にも通えるようになり，机にも向かえるようになった．毎年母親と本人で楽しみにしていた，人気アイドルグループのクリスマスコンサートにも予定を変更して行くことにしたと教えてくれた．

羊田　受験の年はコンサートも遊びに行くのも我慢だって言っていたね．

宮本　その話をしてくれたときには，母親も本人もとても明るい表情だったよ．

メイ子　受験はどうしたのですか？

宮本　B塾は辞めて近所の塾に移ったようだ．受験は本人の希望もあり，志望校を見直して挑戦すると言っていたな．

メイ子　受験させて大丈夫なのですか？

宮本　「どの学校に入ったかではなくて，そこでどのように生きるかが重要だ．どの学校にもよい教師やよい仲間がいるはずだ．この学校に来てよかった！ と思えるように生活しなさい．『この学校は嫌だな』と思ったとすれば，それは学校ではなく君の生き方が悪いからだよ」と，本人には真剣に何度も説明した．もともと利発なこどもだから，言いたいことは伝わったと期待している．そのことを理解してもらえれば，中学受験も貴重なチャレンジだと思う．

羊田　そうだね．

宮本　その時点でフォロー終了としたから，受験の結果は聞いていないけどな．

メイ子　合格しているといいですね！

宮本　いや，どこの学校に通っていても，充実した生活を送ってくれていれば十分だ．本人や保護者の危機感を煽る塾の手法が行き過ぎているように感じる．俺たち小児科医もそうだが，こどもにかかわる仕事をしている大人には，教育者としての視点を求めたいな．

> ▶ **不登校の小学生を診る際のポイント**
> 首都圏では中学受験が影響していることが多い．こどもはもちろん保護者ともしっかり話をしよう．

メイ子　ありがとうございました．しっかり向き合ってみます．

宮本　不登校のこどもも家族背景もとにかくさまざまだ．**本人とだけでなく，家族やその他の環境とも十分に向き合って，ゆっくり時間をかけて対応してくれ**．医者一人でできることには限りもある．精神科医や臨床心理士，学校の教師やスクールカウンセラーなど，いろいろな人の力を借りることも重要だ．

メイ子　わかりました．やっぱり間合いが大事ですね．また来月お願いします．

まとめ

　不登校状態のこどもと接する機会は決してめずらしくない．診療には時間がかかるし，なかなか改善しないことも多く，正直医療者側にも大きなストレスがかかる．「学校にいる同級生が，幼すぎてくだらない！あんなくだらないところに行くのは時間の無駄！」と言った女子中学生もいたし，フリースクールを勧めたときに「俺はまだ負けてない…」と声を絞り出した男子中学生もいた．彼らと向き合うには，小児科医にも覚悟が必要だ．万能な対策はないが，自分は「自分の気持ちに嘘をつかないこと」を心がけている．大人としての本心を伝え，そこに家族の共感が得られると，状況が好転しやすいと思う．本当にさまざまな価値観をもった保護者にも出会うが，「医療者は多様な価値観に共感できる必要がある！」と，自戒も込めて考えている．

引用文献
1) 文部科学省：平成27年度学校基本調査（確定値）の公表について．2015
http://www.mext.go.jp/component/b_menu/other/__icsFiles/afield file/2016/01/18/1365622_1_1.pdf　（2018年4月閲覧）
2) 村上佳津美：不登校，引きこもり．小児内科，48（増刊）：814-819，2016
3) 文部科学省初等中等教育局児童生徒課：平成26年度「児童生徒の問題行動等生徒指導上の諸問題に関する調査」について．2015
http://www.mext.go.jp/b_menu/houdou/27/09/__icsFiles/afieldfile/2015/10/07/1362012_1_1.pdf　（2018年4月閲覧）
4) 沢井　稔：不登校−登校刺激について．小児内科，45：1180-1181，2013

参考図書　i)「不登校外来−眠育から不登校病態を理解する」（三池輝久／編），診断と治療社，2009

◆ 家庭医からの一言 ◆

　今回は不登校というとても難しい問題に真正面からぶつかってみました．私自身も不登校のお子さんの相談を受けた経験はありますが，ここまで多くの，そして，深く・長い期間入り込んだことは，ありませんでした．同時に小児科医が葛藤しながらこの問題に取り組んでいる姿も，今回の原稿作成を通じて知ることができました．家族関係や中学受験まで考えた介入というのは，総合診療らしいと感じながらも，今まで気づきづらい要因でした．不登校のお子さんへのアプローチは，まだ統一したものはありませんし，もしかするとこれからも確立することはないかもしれません．総合診療医も小児科医に丸投げするのではなく，まさに家族単位・地域単位で不登校の問題に取り組むべきだと感じました．　　　（大橋博樹）

第2章 こどものさまざまな問題に応えよう！

育児相談にのろう！

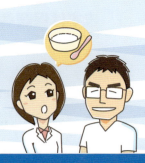

　　T病院外来奥の休憩室．今週は羊田先生の外来は休診．宮本先生とメイ子先生の会話．

メイ子　宮本先生．外来で育児相談を受けることってありますか？

宮本　どこからが「育児相談」とするか難しいが，さまざまな相談を受けるぞ．

メイ子　私みたいに育児経験もない女性医師に聞かれても困る…，といった内容も多くて…．

宮本　気持ちはわかるが，「経験したことしか説明できない」という訳でもないだろう．また，メイ子に相談するということは医師に聞きたい内容であり，メイ子が医師として人間として信頼されている証拠だとも思う．正直に答えてやればいいじゃないか．

メイ子　でも，間違ったことを言ってはいけないという気持ちが先に立ってしまって，ただ聞き役に回ってしまうことが多いです．

宮本　確かに答えにくい質問をされる場合が多いとは思う．

メイ子　離乳食について，こどもの睡眠時間，日焼け止め，温泉に入ってもよいか，テレビの視聴時間，スマホとのかかわり方，外で遊ぶ時間，こどもの叱り方，叱らない方がよいか…，あげればきりがないですよ．宮本先生は育児相談上手でしたよね？　何かコツはあるのですか？

1 　まずは保護者の知識の補足と修正を！

宮本　育児相談には，まず保護者の話をよく聞くことだと思うが…．

メイ子　「ネットにこのように書いてあったのですが，正しいのですか？」と聞かれても困りますよね．

宮本　なるほど．そういうことか．俺は保護者の質問を大きく2つに分けている．「本当にわからなくて困っている」派と「こうすべきだと書いてあるのだが上手くできない」派だ．

メイ子　どういうことでしょうか？

宮本　今は育児についての情報を簡単に得ることができる．だから育児中の母親は自分の育児方法についてネットで確認しているのさ．自分の方法とネットの情報が同じであれば安心するし，異なっていると不安に思いネットの情報に合わせようとする．でも，すべて合わせられるわけではないから，「どうしても合わせなければなりませんか？」と医者に聞いてくるのだろう．そういう意味で言うと，さっき俺があげた分類だと後者が圧倒的に多い印象だな．

メイ子　具体的に教えてもらえますか？

宮本　例えば母親から「食事は5カ月になったら離乳準備食から開始と書いてあります．10倍粥からつくっているのですが，なかなか食べてくれません．上の子にも手がかかるので離乳準備食をつくるのも大変で…．何か方法はありますか？」と聞かれたとする．メイ子は何と答える？

メイ子　いきなり難しい質問ですね…．食事に集中できる環境をつくりましょう！などでしょうか…．

宮本　それも間違いではないと思うけどな．俺は5カ月までが母乳栄養であれば離乳準備食は不要だと答えている．母親が食べている食事を薄味にして，潰して食べさせればいいだろう．

メイ子　えっ！いいのですか？

宮本　細かい説明は省くが，母乳栄養児は咀嚼の練習が不要な場合が多い．一方で，通常哺乳瓶での哺乳は咀嚼しなくてもできるようになっている．だから，離乳準備の段階は咀嚼しなくても食べられるものを与えることになっているのだと思う．

メイ子 育児書の内容を否定するようなことを言ってよいのですか？ 不安です….

宮本 否定というか補足だと思ってくれ．すべてのこどもにこのやり方が必要な訳ではないと説明しているのだから，**育児相談では，保護者の知識の補足と修正がまず第一歩だ**．

メイ子 離乳準備食については正しい育児書の知識ですが，確かに母のもっている情報が偏っている場合も少なくないですからね．

2 育児に正解はないと伝えるべし！

宮本 その後「市販の離乳食などは与えない方がいいですよね…．わかってはいるのですが…」と聞かれたら，メイ子はどうする？

メイ子 それは，アレルギーの見地からも離乳食は手作りがよいです！ と答えます（〔1章3.「食物アレルギーが心配です…」どう対応する？〕参照）．

宮本 その通りだけどな．でも，母親は「手作りがよいことはわかっている．わかっているができないこともある…」と言っているのさ．だから「お兄ちゃんお姉ちゃんの食事やお弁当をつくるだけで精いっぱいのときもありますよね．そもそもお母さんだけのときはご自分の食事は残り物ですませていたのではないですか？ お母さんの健康を考えても，つくれるときはお母さんと赤ちゃんの食事を薄味で一緒につくってください．でも，本当に忙しいときには市販のものを使ってみてはどうですか？」と言ってあげてもよいと思う．万が一アレルギーの症状などが出たらそのときに考えればいいだろう．

メイ子 宮本先生の意外な優しさですね…．

宮本 医学的にどうしても必要な場合を除けば，育児そのものには「絶対にこうせねばならない！」ということはほとんどないと思っている．親がこどもに愛情をもって，真剣に考えて行ったことであればそれでよいのさ．乳幼児の相談は，保護者の真面目過ぎる性格から出る質問がとても多い気がする．そんなときは「適当で大丈夫だよ！」と伝えてあげていることが多い．メイ子のような家庭医は家族全員がメイ子の患者さんという場合も多いだろう？ 普段から保護者の性格を知る機会があるというのは，相談に答える大きなアドバンテージだと思うけどな．

メイ子 正解はなくて，間合いが大切ということですね．普段から真面目な人に

はほどほどでよいと伝えてあげていいと…．

宮本 真剣にこどものことを考えたがために質問するのだから，**今までのやり方をある程度肯定してあげること，育児に対する悩みに共感を示すこと，育児に正解はないと伝えることなどが重要だと思う**な．それでも保護者が不安そうな顔をしていたり，納得していないときもある．確かに俺は少し極端な例え話をする場合が多いので，自分のアドバイスが誤解を与えそうだなと思った場合には，別の医師や臨床心理士に紹介している．間合いが合わないと思ったら，深追いしないことも重要だと思っているからな．

メイ子 宮本先生の伝えたいことはわかった気がします．ありがとうございました．

▶ **育児相談にのるコツ**

- 育児に正解はない．保護者の知識や情報が偏っているときはまずは補足と修正を．
- 真面目すぎるがゆえの質問には「適当で大丈夫」と伝えてあげる．
- ときには，他の医師・スタッフにも協力してもらおう．

Column

小児科医と良好な関係を保つコツ

　家庭医の先生が小児科診療を行うことについて小児科医としてどう思っているか
は，登場人物「宮本先生」のセリフとして本文中で述べてきました．こどもは家族
の一員であり，家庭医が「家族の専門医」だからこそできるアプローチがあると考
えています．しかし，小児科開業医にとっては商売敵である一面もあり，地域に
よっては必ずしも良好な関係ではないとの噂も耳にするところです．確かに，小児
科医にとって「近所のこどもが隣のファミリークリニックを受診する」状況は多少
なりともプライドを傷つけられるでしょう．つい「こどもは小児科医に診察しても
らった方がいいよ！」と言いたくもなる気持ちもわかります．では，どのようにす
ればお互い良好な関係が築けるでしょうか？以下個人的な意見ですが，参考にして
ください．

　① 小児科関連の研修会や勉強会に積極的に顔を出す
　② 小児科医に回ってくる医師会の休日当番などをできるだけ引き受ける
　③ 病院小児科への紹介はハードルを一段下げる
　④「家庭医は小児も診療できる（オールマイティな存在）」という言動を避ける

　①についてはわかりますよね．やはり勉強している姿勢は周囲に伝わります．全
く勉強会に参加しない小児科医もいますが，周囲の評判は芳しくないものです．
　②は雑用を引き受ける仲間になるという意味です．
　③は難しいかもしれませんが，小児の非専門医であることから慎重な姿勢でよい
と思います．「こんなに軽症の子を紹介してきて！」と「こんなに重症になるまで
紹介してこないなんて！」は，似た言葉ですが怒りの度合いは段違いです．後者は
誠意のなさと受け取られかねません．小児科医はこどもに対する誠意のなさを嫌う
人が多いです．病院小児科に紹介したこどもについてはファイルにしておいて，勉
強会などで紹介先の医師にフィードバックを求めるとよいと思います．誠実な姿勢
に対しては，きっと親切に対応してくれるはずです．そして自身の小児診療のスキ
ルアップに非常に有用と思います．
　④はオールマイティではなく"オールラウンド"がふさわしいでしょう．オール
ラウンダーであることにプライドをもちつつ，小児科医と張り合わない余裕が必要
と思います．

（次ページへつづく）

Column

　こどもに対して誠実に向き合い，真剣に勉強している姿勢が伝われば，きっと小児科医と家庭医はよい隣人になれるはずです．当院の職員にも，自身の子を小児科外来でなく近所のファミリークリニックに診せる方が少なくありません．正直複雑な気持ちはありますが，われわれが家庭医から学ぶべき部分も多いことの証であろうと反省している次第です．

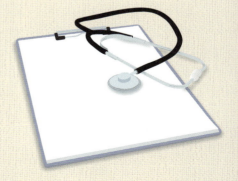

特別編

"家庭医が小児を診る" ということ

～小児科医が診ることとの違い～

外来終了後の休憩ブース. 宮本先生と羊田先生が雑談しているところに, 症例検討会終了後のメイ子先生が登場.

メイ子 宮本先生, 羊田先生, こんにちは….

宮本 うん, どうした? 元気がないな…. 何かあったか?

羊田 いつも元気なメイ子ちゃんらしくないね.

メイ子 はい…. 宮本先生は家庭医が小児の診療を行うことについて, いつも肯定的な意見をくれますよね. 本当はどう思っているのですか? 羊田先生と学生時代から仲良しで, 私のことがかわいいから気を遣ってくれているとか….

宮本 おいおい, 藪から棒になんだよ.

羊田 どうもトラブルがあったみたいだね. 何があったの?

メイ子 聞いてもらえますか?

症　例：1歳6カ月　男児
胎生・周生期：特記事項なし
発育・発達：正常範囲
1歳で保育園に入園し，以降呼吸器感染症をくり返している．
1週間ほど前から咳と鼻汁が出ていたが，前日より発熱を認め第2病日にメイ子先生のクリニックを受診した．咽頭発赤を認めたが，活気良好で水分摂取可能であった．対症療法で経過観察をし，第5病日にも解熱しない場合には再診を指示した．
第4病日の夜から咳嗽が増悪し活気もなくなったため，F市の夜間急病センターを受診．多呼吸を認めたためF市立病院へ紹介受診となり，肺炎の診断で入院となった．

宮本　経過としてはよくある話だな．

羊田　保護者から何か言われたの？

メイ子　ご両親からは何も言われなかったのですが，看護師をされているその子のおばあさまから少し…．

宮本　何を言われた？

メイ子　「メイ子先生は頑張って小児科の診療もしているけれど，無理しなくてもよいと思うわよ」といった感じです．

羊田　なるほどね．

メイ子　そのおばあさまは総合病院の内科外来に勤務しているのですが，「私の病院の部長先生も『僻地や離島だったらメイ子先生のチャレンジはとっても貴重だと思うけれど，F市は小児科医の多い土地だから，無理して頑張る必要ないのに』と仰っていたわよ」とも言われました．

宮本　責めるというより諭す感じだな．

メイ子　はい．こどもも元気に退院した後でしたから．それに，そのおばあさまも私のクリニックに通院している患者さんですし，むしろ私を心配してくれての発言だと思うのです．

羊田　それが余計にショックだったのかな？

メイ子 それもありますし，内科部長の発言も少し…．小児科の先生から「こどもは小児科医に診せるべき！」とはいろいろな場面で言われましたし，確かにそういう場合もあるだろうと思っています．でも，内科の先生からも背伸びしているように思われているのかな…と思ったら少し悲しくなって．F市のような土地では，私は大人だけ診療しているべきなのでしょうか…．

羊田 これは僕たち家庭医がしばしば直面する難しい問題だね．僕自身も自分なりの考えはあるけれど，ここは宮本の考えをぜひ聞いてみたいな．

宮本 うーん，立場の違いもあって難しい問題だな…．あくまでも個人的な意見だが，嘘をついてもメイ子のためにならないので正直に話すことにしよう．

1 症例の振り返り
～小児科医が診ていても想定外の経過をたどる子もいる～

宮本 まず症例の振り返りからしよう．この子がメイ子の診察を受けたのは発熱した翌日だな．

メイ子 鼻水と軽度の咳は1週間ほど前から続いていました．2週間前にも発熱で来院しています．今回は熱がでた翌日に受診されています．

宮本 発熱した日を第1病日としよう．つまり第2病日に受診したわけだ．

メイ子 はい．元気で食欲もありました．咽頭発赤があり，呼吸音に異常を認めませんでした．鎮咳・去痰薬とアセトアミノフェンを3日分処方しています．

羊田 どんな説明をしたのかな？

メイ子 熱は数日間続くかもしれないけれど，元気や食欲があれば少し様子を見ても大丈夫と伝えました．症状が続けば薬がなくなる頃に再受診するように説明もしています．

宮本 入院になったのは第4病日の夜間だな？

メイ子 第4病日の日中までは元気も食欲もあったようです．ただ，38℃台の熱は続いていて，咳も少しずつひどくなっていたので第5病日に指示通りクリニックを受診する予定にしていたようです．でも，その日の夕方から39℃台の熱になり咳も急にひどくなったと聞きました．本人がぐったりしてきたので夜間急病センターを受診し，そのまま入院になったと…．

宮本　入院後の経過は？

メイ子　1週間ほどの入院で元気になって退院しました．今はすでに保育園に通っています．

宮本　まずはっきりさせておきたいが，今回のメイ子の診療には全く手落ちはない．多くの小児科医がそのように対応するはずだ．

メイ子　私が診察で悪くなりそうな予兆を見逃したとか…．

宮本　メイ子が診察した直後に重症化したのならば疑う必要があるが，診察した翌々日に具合が悪くなる予兆などないだろ．

羊田　全く同感だね

宮本　順当な診療を行って，たまたま悪くなる経過のこどもがいただけだ．そして，ほとんどのこどもが同じ方針で改善しているだろう？　本来こどもの風邪は自然に治る病気だ．

メイ子　それはそうですが…．

宮本　メイ子のなかで，「小児科医が診療していればこうならなかったかも」という誤解があるのだと思う．想定外の経過をとるこどもは小児科医が診察しても残念ながら存在する．

メイ子　理屈ではわかっているのですが，自分の経験が浅いためかと思ってしまいます．

宮本　きちんとこどもに対応してくれる急病センターがあり，夜間に入院させてくれる市立病院がある．F市の医療環境は恵まれていると思うし，その結果として元気になったこどもがいてすばらしいじゃないか．これからも頑張ってこどもの診察を続けてくれ．

2　家庭医が小児を診るということ

羊田　宮本は家庭医がこどもを診察することに寛容だけれど，何か理由があるのかな？

宮本　まずは俺の家庭医に対するイメージを説明する必要があるかな．まずはこういう絵を思い浮かべてくれ（**図1**）．

メイ子　地面に穴を掘っているのですか？

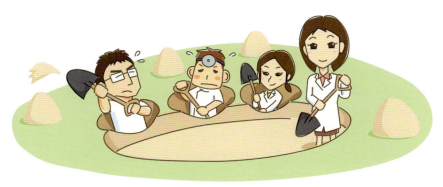

図1　各科専門医と家庭医の守備範囲

宮本　そうだ．俺はスコップで頑張って深い穴を掘ろうとしている．

メイ子　ほかにも深い穴を掘っている人がいますね．

宮本　隣では耳鼻科医が深い穴を，その隣では皮膚科医が深い穴を掘っている．小児科医は小児の希少難病について，耳鼻科医は耳鼻領域の希少難病について，より深く掘り下げようとしているのさ．

メイ子　手前に書いてあるのは私ですよね．私は何をしているのですか？

宮本　メイ子は広くて浅い穴を掘っている．

羊田　なるほど，それが僕たち家庭医の守備範囲だね．

宮本　絵では頻度が伝わりにくいが，ほとんどの患者さんの問題点は浅い部分にある．**「領域を問わず，頻度が高い疾患の専門医」**というのが，俺の家庭医にたいする1つ目のイメージだな．

メイ子　なるほど，よくわかります．

宮本　この絵にはもう1つの意味がある．俺が掘っている穴と耳鼻科医が掘っている穴は連結していないだろ？つまり，**専門医の対象領域には隙間が生まれやすいのさ．**

羊田　ああ，そういう意味か．

宮本　小児科医にも耳鼻科医にも専門でない領域が存在する．でもその領域にも困っている患者さんがいるのさ．そこをメイ子が掘り進んでくれるということだ．

メイ子　頻度の高い疾患全般に対する専門医，そしてどの科も対応していない領域に対する専門医であるということですね．

宮本　家庭医の定義もさまざまだろうが，俺はそのように考えている．そして，こどもの診療において，小児科医よりむしろ家庭医の方が望ましい状況だってあると思っている．

メイ子　えーっ！イメージがつきません．

宮本　例えば，最近は心因性で体調不良を訴える子がめずらしくない．そういう子のなかにいつも祖母と来院するこどももいたのさ．

羊田　母親が仕事をしているとめずらしくない状況だよね．

宮本　母子関係に問題がある印象を受けたのだが，なかなか母親と会うことができなかった．祖母にいつも「次回は母親と受診に来てくれ！」とお願いしたのだが，結局母親が受診に来ることはなく，母親の性格が全くわからなかった．母児同時受診の機会が多い家庭医なら，もう少しよい介入ができたような気がする．

メイ子　それは特殊な状況ではないですか？

宮本　いや，**どんな疾患であってもこどもの養育環境は重要**だと思っている．「こういう状態になったら急いで再診してください！」という説明をする場合に，保護者の性格によって説明を変えることもよくあるだろう？やっぱりこどもは家族の一員だからな．

羊田　**家族の一員としてこどもを診ることは重要**だよね．

宮本　学生時代に「病気を診ず，病人を診よ！」などと言われた経験があるだろ？実際には病人だけでなくその社会的背景を診ることもとても重要だと思う．家庭医の得意分野だと思うけどな．両親や兄弟姉妹も診ている家庭医は**最初からこどもの背景を知ることができている．これはこどもの診療にあたって大きな強みだと感じている**．

特別編

3 家庭医は common disease という 1,000 m の山をしっかり登ればよい

メイ子　言われていることはわかるのですが，やはり経験の違いがありますから…．

宮本　メイ子は経験とくり返すが，俺はこどもの疾患すべてに経験豊富という訳でもない．

メイ子　どういう意味ですか？

宮本　俺はT病院で週に3回外来を担当しているが，通院しているほとんどが小児神経疾患のこどもだ．てんかんのこどもが多いが，なかには世界的にも新しい発見があって論文発表した症例の子も通院している．

羊田　宮本の外来はいつも予約でいっぱいだよね．

宮本　そんなわけで，俺はT病院では予約外のこどもを診療していない．つまり熱や感冒症状のこどもの診療には決して慣れていないのさ．そして，そういった生活が何年も続いているから，俺は小児の common disease 診療に関しては決して経験豊富ではない．

メイ子　でも，昔取った杵柄ですからやろうと思えばできますよね．

宮本　俺はその考え方が危険だと思っている．図2を見てくれ．

メイ子　宮本先生が冬山登山をしていますね．

宮本　俺は稀少難病の専門診療をこう考えている．誰も登ったことのない8,000 m級の雪山に挑むようなものさ．未踏峰だから当然エビデンスもガイドラインもない．

メイ子　厳しい世界ですね．

宮本　一方で common disease に対する診療のイメージは図3だな．登山道の整備された1,000 m程度の山をイメージしてくれ．決まった登山道はエビデンスやガイドラインにあたるだろう．しっかりと登山道を進むのが重要だ．

羊田　おもしろい例え話だね．

メイ子　でも，やっぱり冬山登山の経験者には敵わない気がします．

宮本　俺はそうではないと思う．8,000 mの雪山に登るためには，特殊な訓練や装備が必要だろう．でも1,000 mの山に登るためにも，相応の訓練や装備は必要なのさ．8,000 mに登れる人間が無条件に1,000 mに登れるわけではない．

187

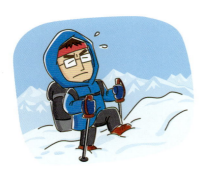 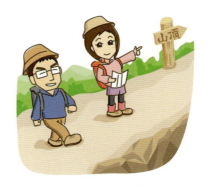

図2　稀少難病の専門診療の道のり　　図3　common diseaseの診療の道のり

　一方で8,000 mの登山経験があると，1,000 mの山にサンダルで登ろうとしたり，登山道を外れて近道を試みたりする人間が出てくる．俺はそれが一番危ないと思っている．どんなに低い山でも，どんなに上手い登山家でも，絶対に墜ちない保障なんてないからな．8,000 mの登山経験があれば1,000 mの山なんて簡単！　と思ってしまうのが一番怖い．

メイ子　私たちは8,000 mの登山経験がなくても1,000 mの山には登ってよいのですか？

宮本　しっかりと1,000 mの山に登る訓練をくり返せば問題ない．1,000 mの山にも落とし穴はあるから，最初はガイドと一緒に登るのがよいかもしれないな．

羊田　確かに教育や研修の機会は重要だと思うよ．

メイ子　気をつけることはありますか？

宮本　1,000 mの山に登る装備で冬山に立ち入らないことと，登山道がはっきりしない場合にはすみやかに引き返すことが重要だ．「前に似たような道を通ったな…」という感覚で登るのは絶対に避けてくれ．

メイ子　肝に銘じます．

宮本　偉そうに言っているが，1,000 mの登山経験についてはむしろメイ子の方が経験豊富なはずだ．メイ子の方が上手に登れるかも？　とさえ思っている．

メイ子 そんなことはないでしょうけど…．それで宮本先生はT病院で一般外来を担当しないのですか？

宮本 T病院の外来は雪山装備で行っているからな．そういう状態のときにcommon diseaseの診療を片手間で行うのは危ないと思っている．1,000 mの山に登るには，その心構えをもって真剣に登らないといけない．俺は切り替えが上手くないからな．

羊田 じゃあ，common diseaseであれば僕らに任せてもらえるということだね．

宮本 羊田の方がよっぽどよい診療をしているかもしれないぜ．

メイ子 宮本先生は社交辞令を言わない人ですから，きっと本気でそう思っているのでしょうね．励ましていただいてありがとうございます．

宮本 メイ子のように真剣に向き合っていれば，きっと「小児科医よりも，家族全員の主治医であるメイ子先生にこどもを診てもらいたい！」という患者さんも増えてくるはずだ．

メイ子 ありがとうございました！もう少し頑張ってみます．

まとめ

今回，メイ子先生が病院の先生から言われたように「僻地や離島だったら…」という意見をしばしば耳にするが，都市部においても家庭医にはどんどん小児の診療を担当してほしいと思う．家族を知ることはこどもの診療に有用だと思うし，逆にこどもを知ることで家族の理解も深まるとも思うからである．家庭医と小児科医は，ともにこどものcommon diseaseを担当する良き隣人になれるはずだと信じている．

今回はふれていないが，小児科医がかかわるべき状況も確かに存在する．「おやっ？」と思ったときに相談できる小児科医がいると心強いだろう．「宮本先生」は羊田先生やメイ子先生の隣にいるだけでなく，きっと誰の近くでも見つけられると思う．小児科医はこどものためであれば協力してくれる人たちなのでぜひ探してみてほしい．

エピローグ

外来終了後のT病院外来奥休憩室．症例検討会終了後のメイ子先生が登場．

メイ子　宮本先生，羊田先生，こんにちは！

羊田　あれ，今日は外来に降りてくるのが遅かったね．お休みかと思ったよ．

メイ子　すいません，今日は症例検討会の後に何人かの先生に挨拶をしなくちゃいけなくて．

宮本　症例があったら早く相談しろ．電車に間に合わなくなるだろ？

メイ子　今日は大丈夫です！相談症例はありません．

宮本　こどもの受診が減ったのか？

メイ子　違います！おかげさまでこどもの患者さんは少しずつですが増えていますよ．先生方のおかげですね．

羊田　保護者への説明も慣れてきたかな？

メイ子　はい．先日はある保護者に「メイ子先生も少し貫禄がついてきましたね」って言われました！

宮本　それは何よりだな．

メイ子　先生方といろいろお話をする機会をいただいて，こどもの診療に少し自信がもてた気がします．以前は真剣に説明していても，自分自身に不安が残っていたのでしょうね．それが伝わってしまい，不安そうな顔で帰っていく保護者が多かったですから．

羊田　最近は変わったかな？

メイ子　そうですね，「安心しました」と言って帰っていく人が増えました．それと，病院小児科に紹介すると，以前は受診を躊躇う保護者が多かったのですが，今は「メイ子先生がそう言うのなら，大きい病院で診てもらいます」と素直に受け入れてくれる保護者も増えましたね．

宮本　信頼関係がうまくできているようだな．何か工夫をしたのか？

メイ子　どんな主訴で来たこどもに対しても，発育・発達の評価を必ず行うよう

にしました．そして，必ず一言でも発達についての会話をするようにしています．それと，わからないことについては正直に「わからない」と伝え，保護者に「ほかの先生に診てもらいますか？」と聞くようにしました．

羊田 "とりあえず…"とせずに，"わからない"と言えることは大事だね．

宮本 じゃあメイ子，また来月な！

メイ子 それが…，しばらくT病院の症例検討会には来られなくなりそうです．

宮本 えっ….

羊田 F市の仕事が増えてきたのかな？

メイ子 そうです．症例検討会がある曜日の夜はF市から離れられなくなりそうで．

羊田 そうか．残念だけど，それだけF市で必要とされているってことだよ．頑張ってね．

メイ子 ありがとうございます．あれ，宮本先生は泣くかと思ったのに．

宮本 誰が泣くか！いつも長々と質問するメイ子が来なくなってホッとしたくらいだ．

メイ子 ふふっ，宮本先生って昔から嘘をつくとき左眉が上がりますよね．勉強会などではちょくちょく上京する予定ですから，また先生たちのところにも顔を出します！

羊田 そうだね．楽しみにしているよ．身体に気をつけて頑張ってね．

宮本 困ったことがあったら，いつでも連絡していいからな！

メイ子 はい．そうします．たまには私の声を聞かせてあげますからね．今まで本当にありがとうございました．F市の仕事もずっと続くわけではないので，一段落したら症例検討会に復帰するつもりです．またいろいろ教えてくださいね！

●あとがき

　最後までお読みいただきありがとうございました．作者として，本書が皆さまの診療に役立つことを心から願っております．

　連載開始当初より「仕事の合間に寝転んで読める学習書」をめざし，会話形式を導入しました．最近では決してめずらしくない手法ですが，登場人物の個性や関係性を詳細に描くことで，より物語に入り込みやすかったのでは？と密かに自画自賛しています．

　本書の登場人物にはモデルがいますし（実は羊田先生のモデルは2人です），提示した症例も私の経験をもとにしたものが少なくありません．しかし，本書に登場する人物は「宮本先生」も含めて全員架空の人物です．読みやすくするために少し単純化してありますのでご注意ください．連載中には「メイ子先生が家庭医療専門医にしては勉強が足りない！」というご指摘もいただきましたが，これも同様の理由であるとご了承いただければ幸いです．

　文学少年であった私は，高校生の頃「直木賞や岸田國士戯曲賞がとりたい！」と思ったことがありました．本書執筆中にその頃の気持ちを少し思い出すことができて，（大変ではありましたが）とても楽しい作業であったことを白状いたします．皆さまにも楽しさが伝わっているならば，とても嬉しいのですが…．

　総診の先生たちとのかかわりを楽しんでいるうちに，こういった本となりました．本当に「縁」や「運」というものの不思議を感じています．勉強嫌いであったこどもが「先生」と呼ばれるようになり，「先生」というタイトルの本を出すのですから…．今までご支援いただいたすべての方に心より御礼を申し上げる次第です．

　以下感謝の気持ちを込めて（本当に一部の方のみですが）お名前をあげさせていただきます．

・海城中・高校剣道部の皆さま（恩師 内堀勝敏 先生〈剣道教士八段〉には剣道だけでなく人生観や大局観なども教えていただきました．今でも全く頭が上がりません）
・聖マリアンナ医大剣道部の皆さま（恩師 亀谷 学 先生ははじめて身近に接した親類以外の医師であり，良くも悪くも影響を受けました．また後輩の高橋聡子 先生には，本書のメイ子先生を描くにあたりモデルになっていただきました）

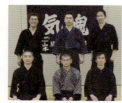 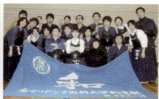 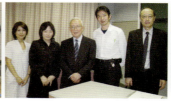

- 恩師 山本 仁 教授をはじめとする聖マリアンナ医大小児科の皆さま（同級生の曽根田 瞬 先生は学生時代から今まで，ずっと勉強を教えてくれましたね…．藤村美和 秘書にはいつも学会運営の事務作業をサポートしていただきました）
- 小児科神経班の皆さま（山本寿子 先生にはこっそり校閲を手伝っていただきました）
- 国立精神・神経センター武蔵病院小児神経科の皆さま（小児神経科医としての基本を教えていただきました）
- 川崎市立多摩病院小児科の皆さま（初代部長 生駒雅昭 先生からすべての研修医まで，いつも勝手な私のサポートをしていただき感謝しています）．

　もっと多くの方のお名前をあげたいのですが，紙幅が尽きましたので「次回作のあとがきに続く」とさせてください．

　そして，何より家族に恵まれたことに感謝します．小児科医を20年続けていますが，家族の愛情を受けて育つことの重要性を日々痛感しているところです．その意味で，私は両親の子として・兄姉の弟として生まれ育ち，本当に幸せでした．恐らく直接言う機会はないので，この場を借りて「ありがとう」を伝えさせてください．特に，私の著書が出版されるなど想像もできなかった時期に亡くなった母（和子）に本書を捧げます．最後になりますが，どんなに辛いときも「今日も頑張ろう！」と思えるのは妻（千絵）と最愛の息子たち（康基・有楽・希久也）のおかげです．君たちの存在に心から感謝しています．

　本書に登場した宮本先生・羊田先生・メイ子先生は，きっと今後も診療を続けていくことでしょう．また，休憩室で議論をしているかもしれません．

　機会があれば，また次回作で皆さんとお会いできることを楽しみにしています．

2018年5月1日

宮本雄策

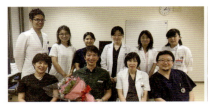 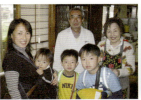 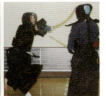

索 引

欧 文

ADHD ········· 136, 155

asymmetrical tonic neck reflex
　(ATNR) ········· 110

CAMP study ········· 71

DDAVP ········· 103

dyslexia ········· 136

evidence based medicine (EBM) ········· 79

finger-tip unit (FTU) ········· 55

Gly m4 ········· 43

H_1受容体 ········· 89

HFPDD ········· 136

HIV感染 ········· 124

IgE ········· 43

inhaled corticosteroid (ICS) ········· 68

LD ········· 136

pMDI ········· 71

proactive療法 ········· 56

reactive airway disease (RAD) ········· 63

RSウイルス ········· 67

TARC ········· 57

ギリシャ文字

β_2刺激薬 ········· 62

$\omega 5$グリアジン ········· 43

和 文

あ行

アジスロマイシン ········· 86

アスベリン ········· 88

アセトアミノフェン ········· 183

アトピー性皮膚炎 ········· 48

アドレナリン自己注射薬 ········· 150

アナフィラキシー ········· 150

アラーム療法 ········· 104

アレルギー ········· 129, 150

アレルギー様食中毒 ········· 45

アレルゲン ········· 41

育児環境 ········· 134

育児相談 ········· 175

胃食道逆流症 ········· 62

胃腸炎 ········· 74

医療の標準化 ········· 79

咽頭発赤 ········· 183

英語の早期教育 ········· 135

エピペン ········· 150

園医 ········· 149

嘔吐 ········· 74

お薬ゼリー ········· 85

オボムコイド ········· 41

か行

加圧噴霧式定量吸入器 ········· 71

下気道感染 ········· 62

194　小児科医宮本先生、ちょっと教えてください！

学習障害	136
学習能力	18
風邪	81, 84
風邪薬	85
家族の専門医	179
カルボシステイン	88
川崎病	83
感染症	150
浣腸	95
感冒症状	80
器質性便秘	97
気道リモデリング	68
機能性便秘	97
虐待	160
急性胃腸炎	74
急性細気管支炎	62
急性脳炎・脳症	15, 20
急性鼻副鼻腔炎	62
吸入補助具	68
筋緊張	109, 112, 127
菌血症	80
筋力	109, 112
クラリスロマイシン	86
経口補水療法	75
頸定	115
軽度の発達障害	136
経皮感作	44
けいれん重積	21
けいれん性脳症	119
下痢	74
言語発達の遅れ	135

原始反射	109, 110
限定された興味・活動・行動の反復	139
校医	149
抗がん剤	124
高機能広汎性発達障害	136
抗ヒスタミン薬	89
呼気性喘鳴	62
言葉の遅れ	134
コミュニケーションの障害	139
根拠に基づく医療	79

さ行

酸化マグネシウム	99
ジアゼパム坐薬	12
自己肯定感	145
自傷行為	158
姿勢反射	109
しつけ	137, 141, 145
湿疹	44, 48
児童精神科	158
児童相談所	157, 160
シプロヘプタジン	89
自閉傾向	134
シャフリングベビー	110
手掌把握反射	110
受診勧奨	153
授乳回数	126
授乳間隔	127
授乳時間	126
上気道炎症状	83
状況関連性発作	16

症候性てんかん ……………… 27, 119

小児科診療 ………………………… 179

小児気管支喘息治療・管理ガイドライン
…………………………………… 61

食事制限 ………………………… 74, 129

食物アレルギー ………………… 36

シロップ剤 ………………………… 85

神経学的評価 …………………… 112

髄膜炎 ……………………………… 15

スキンケア ……………………… 44, 49

ステロイド ………………………… 52

ステロイド全身投与 …………… 66

スペーサー ………………………… 68

精神運動発達 …………………… 34

成長曲線 …………………………… 126

制吐薬 ……………………………… 76

全身性ステロイド薬 …………… 67

喘息 ………………………………… 60

喘息性気管支炎 ………………… 61

喘鳴 ………………………………… 62

素因性てんかん ………………… 27

即時型アレルギー ……………… 37

足底把握反射 …………………… 110

た行

ダイアップ ……………………… 13, 24

ダイアップ二回法 ……………… 13

体重増加不良 …………………… 121

対症療法 …………………………… 88

他害行為 ………………………… 138, 158

タクロリムス ……………………… 54

脱水症 ……………………………… 75

多動 ………………………………… 154

卵アレルギー ……………………… 38

知的障害 ………………………… 137, 139

チペピジンヒベンズ酸塩 ……… 88

注意欠陥・多動性障害 ………… 136

注意欠如 …………………………… 136

中途覚醒 …………………………… 104

鎮咳・去痰薬 …………… 85, 88, 183

鎮静性抗ヒスタミン薬 ………… 89

つかまり立ち …………………… 116

ツルゴール ………………………… 127

定期健康診断 …………………… 150

低用量吸入ステロイド ………… 68

デスモプレシン酢酸塩水和物 … 103

てんかん ………………………… 18, 25

トイレットトレーニング ……… 97

登園停止 …………………………… 150

登校刺激 …………………………… 167

特異的IgE ………………………… 43

ドライシロップ ………………… 85

な行

乳腺炎 ……………………………… 129

乳幼児IgE関連喘息 …………… 64

乳幼児健診 ……………………… 108

乳幼児喘息 ………………………… 61

認知機能 …………………………… 18

寝返り ……………………………… 113

ネグレクト ………………………… 160

熱性けいれん …………………… 12, 24

ネブライザー	68	不登校	162
脳梗塞	15	プロトピック	54
脳出血	15	プロバビリティーカーブ	43
脳内H_1受容体占拠率	89	ペリアクチン	89
脳波	25, 29	便塊	100

は行

排尿	127
排便	127
発達	133
発達障害	134, 145, 155
発達性読み書き障害	136
発達歴	137
発熱	80
パラシュート反射	111
反応性気道疾患	63
反復性喘鳴	62
引き起こし反応	115
ピコスルファートナトリウム水和物	100
ヒスタミン	45
ヒスタミンH_1受容体	89
非対称性緊張性頸反射	110
非鎮静性抗ヒスタミン薬	89
ヒドロコルチゾン	66
皮膚炎	48
負荷試験	41
複雑型熱性けいれん	14, 18
副作用	146
副腎白質ジストロフィー	138
腹痛	74
ブデソニド	71

便秘	94
保育士	156
保湿剤	52
発作	33
母乳	121
母乳育児	122

ま行

慢性便秘	96
ムコダイン	88
メチルプレドニゾロン	66

や行

夜尿症	103
養育放棄	160
予防接種	146

ら行

ラキソベロン	100
離乳食	44, 97
離乳食開始時期	97

Profile

編著

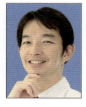

宮本雄策 Yusaku Miyamoto

川崎市立多摩病院（指定管理者 聖マリアンナ医科大学）小児科部長

1991年海城高校卒業後，1年の浪人を経て聖マリアンナ医科大学に入学．'98年卒業．2004年同大学院修了．'04年国立精神・神経センター武蔵病院小児神経科レジデント．'06年から川崎市立多摩病院に勤務し'17年より現職．
小児科・小児神経・てんかんの専門医．剣道六段・将棋アマ四段．
小児科医と家庭医は，特別な労力を要さずにWin-Winの関係になれる隣人と思っています．多摩病院では家庭医を対象とした小児科フェローシップを行っています．小児診療のスキルアップをめざす方，募集中です．

企画・編集協力

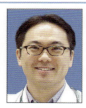

大橋博樹 Hiroki Ohashi

多摩ファミリークリニック 院長
東京医科歯科大学 臨床教授
日本プライマリ・ケア連合学会認定家庭医療専門医

2000年獨協医科大学を卒業し，武蔵野赤十字病院で初期研修，聖マリアンナ医科大学や筑波大学，亀田メディカルセンターで家庭医療を学び，川崎市立多摩病院総合診療科医長として赴任，家庭医療後期研修プログラムを立ち上げました．2010年に多摩ファミリークリニックを開業．全年齢に対応した外来・訪問診療や地域活動にも積極的に参加しています．幅が広く，奥も深い「できる家庭医」をめざし，日々頑張っています．

執筆協力

小島隆浩 Takahiro Kojima

小島小児科医院 副院長

日本小児科学会 専門医．医学博士．日本小児アレルギー学会 会員．2002年聖マリアンナ医科大学卒業．川崎市立多摩病院 小児科医長（アレルギー専門外来）を経て現職．
大学からアメリカンフットボールを始め，現在でも，年1回アメリカに観戦に行くほどのめり込んでいます．大学で培った胃袋の大きさを武器に，食物アレルギーを診るには料理，食材を知らないといけないと言いながら，よく食べ歩いています．

町野亜古 Ako Machino

まどかファミリークリニック

日本プライマリ・ケア連合学会認定家庭医療専門医，指導医
2010年武蔵野赤十字病院初期研修修了し，家庭医療学レジデンシー・東京で都市型家庭医療を学んだ後，2017年川崎市立多摩病院で家庭医を対象とした小児科フェローシップを修了．
川崎市という地域性の中で，多様性のあるcontextをもった家族と小児を診てきました．小児のcommon diseaseを網羅的に経験しながら，プライマリケアでよく出会う小児の問題を"きちんと診る"ことを大事にしています．

太田　浩 Hiroshi Ohta

ありがとうみんなファミリークリニック平塚

日本プライマリ・ケア連合学会認定家庭医療専門医，指導医
6年間岐阜県の山間の診療所で働いた後，2015年度1年間川崎市立多摩病院 家庭医を対象とした小児科フェローシップで学びました．家庭医療後期研修の小児ローテートで学びきれなかったこと，実際に地域診療所で感じた課題を学べました．家庭医に理解のある小児科医のもと，2次病院で季節とともに移り変わる小児のcommon diseaseを経験できました．多摩病院での学びが現在のクリニックでの日々の診療に役立っています．

本書はGノート誌の連載「小児科医宮本先生，ちょっと教えてください！」（2016年2月号〜2017年8月号）に加筆修正を行い単行本化したものです．

Gノート別冊

小児科医宮本先生、ちょっと教えてください！

教科書には載っていない、小児外来のコツ・保護者への伝え方

2018年7月1日　第1刷発行	編　著	宮本雄策
	企画・編集協力	大橋博樹
	発行人	一戸裕子
	発行所	株式会社　羊　土　社
		〒 101-0052
		東京都千代田区神田小川町 2-5-1
		TEL　03 (5282) 1211
		FAX　03 (5282) 1212
		E-mail eigyo@yodosha.co.jp
		URL　www.yodosha.co.jp/
ⓒ YODOSHA CO., LTD. 2018	装幀	渡邊民人（TYPEFACE）
Printed in Japan	印刷所	株式会社加藤文明社
ISBN978-4-7581-1831-6		

本書に掲載する著作物の複製権，上映権，譲渡権，公衆送信権（送信可能化権を含む）は（株）羊土社が保有します．
本書を無断で複製する行為（コピー，スキャン，デジタルデータ化など）は，著作権法上での限られた例外（「私的使用のための複製」など）を除き禁じられています．研究活動，診療を含み業務上使用する目的で上記の行為を行うことは大学，病院，企業などにおける内部的な利用であっても，私的使用には該当せず，違法です．また私的使用のためであっても，代行業者等の第三者に依頼して上記の行為を行うことは違法となります．

JCOPY ＜（社）出版者著作権管理機構 委託出版物＞
本書の無断複写は著作権法上での例外を除き禁じられています．複写される場合は，そのつど事前に，（社）出版者著作権管理機構（TEL 03-3513-6969，FAX 03-3513-6979，e-mail：info@jcopy.or.jp）の許諾を得てください．

羊土社のオススメ書籍

患者を診る 地域を診る まるごと診る
総合診療のGノート
General Practice

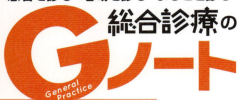

隔月刊　偶数月1日発行　B5判　定価（本体2,500円＋税）

あらゆる 疾患・患者さんを まるごと診たい！

そんな医師のための「**総合診療**」の実践雑誌です

- **現場目線の具体的な解説**だから, かゆいところまで手が届く
- 多職種連携, 社会の動き, 関連制度なども含めた**幅広い内容**
- 忙しい日常診療のなかでも, **バランスよく知識をアップデート**

☐ 年間定期購読料（国内送料サービス）
- 通常号（隔月刊 年6冊）：定価（本体15,000円＋税）
- 通常号＋WEB版※：定価（本体18,000円＋税）
- 通常号＋増刊（年2冊）：定価（本体24,600円＋税）
- 通常号＋WEB版※＋増刊：定価（本体27,600円＋税）

※WEB版は通常号のみのサービスとなります

詳細はコチラ ▶ www.yodosha.co.jp/gnote/

いびき!? 眠気!?
睡眠時無呼吸症を疑ったら

周辺疾患も含めた、
検査、診断から治療法までの診療の実践

宮崎泰成, 秀島雅之／編

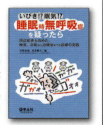

致命的な合併症のリスクもあり、知名度も高い疾患のため、患者からの相談も増加中．しかし検査・治療は独特で、治療法により診療科が異なります．適切な診断、治療のため診療の全体像を具体的、簡潔に解説しました．

- 定価（本体4,200円＋税）　■ A5判
- 269頁　■ ISBN 978-4-7581-1834-7

スッキリわかる！
臨床統計 はじめの一歩　改訂版

統計のイロハからエビデンスの
読み解き方・活かし方まで

能登 洋／著

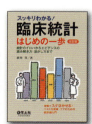

エビデンスを診療やケアに活かすための超入門書！「論文を読む際はどこを見る？」「臨床研究は何から始めるべき？」などの初歩的な疑問が数式なしでスッと理解できます．EBMを実践したい医師・看護師にオススメ！

- 定価（本体2,800円＋税）　■ A5判
- 229頁　■ ISBN 978-4-7581-1833-0

発行　羊土社 YODOSHA

〒101-0052　東京都千代田区神田小川町2-5-1　TEL 03(5282)1211　FAX 03(5282)1212
E-mail：eigyo@yodosha.co.jp
URL：www.yodosha.co.jp/

ご注文は最寄りの書店、または小社営業部まで